YOGA
en casa

CÓMO CONSEGUIR
ARMONÍA Y BIENESTAR
CON EJERCICIOS SENCILLOS

Zenn
    Yoga en casa. - 1a ed. - Buenos Aires : Dos Tintas ,
2011.

    1. Yoga. I. Título.
CDD 181.45

© Dos Tintas SA
Balcarce 711 - Ciudad Autónoma de Buenos Aires, Argentina
info@doseditores.com

ÍNDICE

INTRODUCCIÓN

En los últimos años, los ejercicios de yoga, nacidos en oriente, han ido ganando adeptos en la mayoría de los países occidentales debido a que combaten con eficacia el estrés que produce el acelerado ritmo de vida moderna.

El yoga es más antiguo aún que el hinduismo, pero parece hecho a la medida de los occidentales modernos, como una forma holística de ejercicio.

A lo largo de los años, el yoga ha sido mal entendido, recibido con sospecha y a veces ridiculizado. Sin embargo, estas actitudes han cambiado gradualmente durante los pasados treinta años, en tanto más gente se ha ido acercando al yoga para conocerlo y aumentar su flexibilidad y calma mental. Pero el yoga ofrece mucho más que esto.

Estudios ampliamente difundidor demuestran que el yoga puede solucionar los síntomas de varias enfermedades comunes y potencialmente dañinas para la vida, tales como la artritis, arterioesclerosis, fatiga crónica, diabetes, sida, asma y obesidad.

También detiene y previene los síntomas del envejecimiento, tanto mental como físico, al mantener la flexibilidad y el alerta mental entre quienes lo practica.

Renueva, vigoriza y sana el cuerpo estirando y tonificando los músculos, las articulaciones y la espina dorsal, y dirigiendo la sangre y el oxígeno a los órganos internos (glándulas y nervios incluidos). Genera motricidad sin causar tensión y desequilibrios en el cuerpo.

Cuando se practica correctamente, el yoga no causa tales efectos negativos ni en el cuerpo interior ni en el exterior. Ninguna otra forma de ejercicio existente hoy en día puede afirmar tal cosa.

A diferencia de las formas convencionales de ejercicio, tales como levantamiento de pesas, marcha, ciclismo o excursionismo, el hatha yoga (que es la clase de yoga a la que nos dedicaremos en este trabajo) acentúa la calidad del movimiento sobre la cantidad. Una práctica consistente de hatha yoga puede tranquilizar la mente y refrescar el cuerpo, trayendo salud, relajación y felicidad.

El propósito de este libro es adentrar a los lectores en un mundo fascinante, donde alma y cuerpo son una sola cosa, y donde veremos cómo el ejercicio placentero y la relajación nos ayudan a encontrar nuestro Yo interior.

Sería imposible en un volumen como este resumir todas las enseñanzas del yoga en sus múltiples variantes, nos dedicaremos más bien a introducirnos en esta filosofía, sin pretender agotarla.

Nuestro objetivo es que este libro sea útil a todas las personas que necesitan un cambio en su vida y pueden detenerse un momento a pensar sobre ello. Esperamos que con el comienzo de estos sencillos ejercicios y la posibilidad de meditación podamos ayudarlos a mejorar su vida.

¿QUÉ ES EL YOGA?

¿QUÉ ES EL YOGA?

"Abre los ojos para ver, más allá del oscuro manto.
Verás cómo el cuerpo humano recubre lo divino
que hay en el hombre".

Selvajaran Yesudian

La palabra yoga deriva de la raíz sánscrita "yuj" que significa yugo, o atadura, en el sentido de "juntar para ser guiado", e indica el hecho de dirigir y concentrar la atención y el esfuerzo en algo, con un fin determinado. Por esto significa además unión o comunión y con esto aludimos a la verdadera unión de nuestra voluntad con la voluntad de Dios.

Esta palabra sintetiza la sujeción de todos los poderes de cuerpo, pensamiento y alma a la Divinidad, porque el yoga conecta, adiestra y disciplina con calma y paciencia la emoción, la inteligencia, la voluntad y permite integrar un yo místico que puede observar de la misma forma todos los aspectos de la vida.

El yoga es uno de los seis sistemas ortodoxos de la filosofía india. Según estos principios filosóficos trascendentales, todo está penetrado por el Espíritu Supremo Universal (Paramatma o Dios) del que nuestro espíritu es parte. Por eso el nombre yoga de esta disciplina, ya que estudia y enseña los métodos por los cuales el jivatma (espíritu humano) puede unirse o hallarse en comunión con el Paramatma asegurándose así la propia liberación (motsa).

Es, como decíamos, una de las seis antiguas filosofías de la India, uno de los seis darshanas (literalmente: enfoques). Un cuerpo de conocimientos, representando el método más antiguo de desarrollo físico y espiritual.

Actualmente se ha definido el yoga como la ciencia clásica de la

India que concierne a la unión entre el individuo, cuya existencia es finita, y lo Divino, que es infinito.

Los medios adecuados para obtener esta comunión trascendental se establecen en ocho grados, o niveles, considerados etapas para llegar al conocimiento del alma:

* Yama (son los mandamientos de la moral universal).
* Niyama (autopurificación por la disciplina).
* Asana (refiere a las posturas corporales).
* Pranayama (control rítmico de la respiración).
* Pratyahana (recogimiento y emancipación del espíritu de la dominación de los sentidos y objetos externos).
* Dharana (concentración).
* Dhyana (meditación).
* Samadhi (estado de superconciencia alcanzado mediante una profunda meditación en la que el aspirante individual "Sadhaka" se convierte en uno con el objeto de su meditación, o sea, con Paramatma o Espíritu Universal).

LOS 5 PRINCIPIOS FUNDAMENTALES DEL YOGA

Para poder, de alguna manera, simplificar la esencia de los preceptos yóguicos y hacerlos accesibles a la comprensión común occidental, nos referiremos a los 5 principios fundamentales: el ejercicio adecuado, la respiración adecuada, las relajación adecuada, la alimentación adecuada y la meditación adecuada.

1. Ejercicio adecuado (Asanas)

Nuestro cuerpo físico está diseñado para moverse y ejercitarse, como el cuerpo de todos los seres del universo. Si nuestro estilo de vida es sedentario y priva a los músculos y las articulaciones de su movimiento natural, estipulado por la naturaleza, nos transformaremos en un blanco fácil para las enfermedades. Y si nos excedemos con ejercicios violentos para los que no estamos preparados, con una visión del cuerpo humano de solo lo físico, los desgarros y las lesiones aparecerán.

El ejercicio adecuado debe ser agradable para el practicante a la vez que beneficioso para el cuerpo, la mente y la vida espiritual.

¿A qué llamamos ejercicio apropiado?

Existen numerosos sistemas modernos diseñados para desarrollar la musculatura a través de movimientos y ejercicios. Para esto disponemos de una amplia variedad de deportes, disciplinas y aparatologías. Si lo que queremos es un cuerpo musculoso, eso está bien. Pero el yoga ve al cuerpo como un vehículo para el alma en su viaje hacia la perfección; los ejercicios físicos del yoga no están diseñados solo para desarrollar el cuerpo, sino que fundamentalmente ayudan a la concentración y la paz interior, que se traduce en salud y bienestar.

Los ejercicios físicos del yoga se llaman Asanas, un término que significa postura. El Asana (o postura) debe mantenerse por cierto tiempo. De todas formas esto ya es parte de una práctica avanzada. Los ejercicios que trabajaremos en este libro se referirán más bien a aspectos introductorios, a técnicas que nos permitirán la apertura al mundo del yoga.

Inicialmente, estaremos interesados en incrementar la flexibilidad del cuerpo. Sobre todo nosotros, los occidentales, que intentamos mantenernos jóvenes de cualquier forma, aunque a costa de prácticas lesivas e intrusivas.

Pero el yoga nos enseña que seremos tan jóvenes como flexibles seamos. Los ejercicios yóguicos enfatizan la salud de la columna vertebral, en su fuerza y flexibilidad. La columna vertebral alberga el sistema nervioso, que es el sistema de señales que posee nuestro cuerpo.

Un columna vertebral flexible orienta eficientemente los nutrientes y el oxígeno.

Las Asanas también afectan a los órganos internos y el sistema que regula las glándulas y hormonas.

Tradicionalmente, los yoguis practican el "Saludo al Sol", antes de cada sesión. Aunque existen muchas Asanas, se resumen en 12 posturas básicas:

1. Postura sobre la cabeza (Sirshasana)
2. Postura sobre los hombros (Sarvangasana)
3. Postura del arado (Halasana)
4. Postura del pez (Matsyasana)
5. La Pinza (Paschimothanasana)

6. La cobra (Bhujangasana)
7. El saltamontes (Shalabhasana)
8. El Arco (Dhanurasana)
9. La torsión espinal (Ardha Matsyendrasana)
10. El cuervo (Kakasana) o pavo real (Mayurasana)
11. La pinza vertical (Pada Hasthasana)
12. El triángulo (Trikonasana)

Debemos añadir que la postura más conocida popularmente, la del Loto, es la que se usa para la meditación.

2. Respiración adecuada (Pranayama)

Una de las enseñanzas del yoga es la optimización del uso de toda nuestra capacidad pulmonar, con la consiguiente oxigenación sanguínea y de todo nuestro cuerpo. La respiración adecuada debe ser profunda, lenta y rítmica. Esto aumenta la vitalidad y la claridad mental.

La mayoría de nosotros usamos solamente una fracción de nuestra capacidad pulmonar. Respiramos de modo superficial, apenas expandiendo la caja torácica. Esto nos encorva, nos genera tensión en el cuello y la parte alta de la espalda.

Esto se resuelve con una buena y completa respiración yóguica.

Hay tres tipos distintos de respiración.

• La respiración clavicular:

Es la más superficial y la peor. Durante la inhalación los hombros y la clavícula son elevados mientras que el abdomen es contraído. Se realiza un esfuerzo máximo, pero una mínima cantidad de aire es obtenida.

- **La respiración torácica:**

Es realizada con los músculos intercostales expandiendo el tórax, y constituye el segundo tipo de respiración incompleta.

- **La respiración abdominal profunda:**

Es la mejor, por cuanto lleva aire a la parte más baja y más amplia de los pulmones. La respiración es lenta y profunda, efectuándose por tanto un uso adecuado del diafragma.

De todos modos, ninguno de estos tipos es completo. Una respiración yóguica completa combina los tres, comenzando con una respiración profunda y continuando la inhalación a través de las zonas intercostal y clavicular.

3. Relajación adecuada (Savasana)

Por medio de una relajación adecuada de todos los músculos el practicante de yoga es capaz de rejuvenecer completamente su sistema nervioso y alcanzar una profunda sensación de paz. Cuando el cuerpo y la mente trabajan constantemente de modo excesivo, la persona se agota, transita por caminos errados y confusos, pierde energía y disminuye su eficacia natural. La vida social moderna, la comida, el trabajo, e incluso las actividades del tiempo libre, que deberían ser para descansar y aflojarse, hacen que la relajación resulte difícil.

Muchos hasta olvidaron que el descanso y la relajación, son modos naturales de reponer las energías. El común de la gente gasta mucha energía física y mental incluso al tratar de descansar, debido a la tensión. Gran cantidad de vigor corporal se consume inútilmente.

Y la explicación para este cansancio crónico que muchas veces sentimos los habitantes de las ciudades actuales es que mucha de nuestra energía se usa más para mantener los músculos continuamente listos para el trabajo, que en el trabajo útil realizado.

Con el propósito de regular y equilibrar el trabajo del cuerpo y de la mente, lo mejor es aprender a economizar nuestra energía. Esto puede hacerse aprendiendo a relajarse.

Recordemos que, en el curso de un día, nuestro cuerpo elabora todas las sustancias y energías necesarias para el día siguiente. Pero sucede con frecuencia que todas estas energías pueden ser consumidas en pocos minutos, por malhumor, cólera, ofensas o irritación intensa. El proceso de irrupción y represión de emociones violentas crece con frecuencia hasta convertirse en una conducta habitual. El resultado es desastroso, no solo para la mente, sino también para el cuerpo. Nos conduce a un círculo vicioso del cual es más difícil cada vez salir.

Durante la relajación completa, no se consume prácticamente energía o "Prana", aunque se conserva un poco para mantener el cuerpo en condición normal, mientras que la porción restante se almacena y acumula.

Para poder lograr una relajación perfecta, los yoguis utilizan tres tipos de relajación: física, mental y espiritual.

• Relajación física

Sabemos que cada acción es consecuencia de un pensamiento. Los pensamientos toman forma en la acción, el cuerpo recoge el pensamiento. Del mismo modo en que la mente puede enviar un mensaje a los músculos, ordenándoles que se contraigan, puede enviarles, también, otro mensaje, llevando relajación a los músculos cansados. La relajación física comienza por los pies, y se mueve hacia arriba. La autosugestión pasa a través de los músculos, llegando arriba, a ojos y oídos. Después, lentamente, se envían mensajes a los riñones, hígado, y los otros órganos internos. Esta posición de relax se conoce como "Savasana", o la "Postura del cadáver".

- **Relajación mental**

Cuando se experimenta tensión mental, es aconsejable respirar lenta y rítmicamente durante algunos minutos. La mente se calmará pronto. Puedes sentir como que estás flotando.

- **Relajación espiritual**

A pesar de que uno intente relajar la mente, todas las tensiones y preocupaciones no pueden eliminarse por completo, a menos que logres la relajación espiritual. Durante tanto tiempo como una persona se identifica con el cuerpo y la mente, habrá preocupaciones, ansiedades, miedo y cólera. Estas emociones, a su tiempo, crean tensión. A menos que una persona pueda sacarse la idea de cuerpo-mente, y separarse de la conciencia del ego, no hay modo de lograr la relajación completa. El yogui se identifica a sí mismo con el gozoso "Ser" interno que todo lo puede, que es todopoderoso, todo paz, o pura conciencia interior. La fuente de todo poder, conocimiento, paz y fortaleza está en el "Ser", no en el cuerpo. Nos sintonizamos con ello, firmando la naturaleza verdadera, esto es: "Yo soy la conciencia pura, o 'Ser'". Esta identificación con el Ser completa el proceso de relajación.

4. Dieta adecuada (Vegetariana)

Los alimentos que consumimos no solo nos proporcionan nutrientes, sino que afectan nuestra vida de manera global. Para una máxima eficiencia cuerpo-mente y una completa conciencia espiritual, el yoga propone una dieta lacto-vegetariana. Esta es una parte integral del estilo de vida yóguico.

La dieta yóguica es vegetariana, consistiendo en alimentos puros, simples y naturales, los cuales se digieren en forma sencilla y promueven la salud. Las comidas simples ayudan a la digestión y asimilación de los nutrientes.

Los requerimientos nutricionales se dividen en cinco categorías: proteínas, carbohidratos, minerales, grasas y vitaminas. Uno debe tener un cierto conocimiento sobre dietética para poder balancear la dieta. Comer alimentos recién cosechados, frescos, provenientes de la naturaleza, que crecen en tierras fértiles (preferentemente orgánicos, libres de químicos y pesticidas), nos ayuda a tener un mejor aporte de estas necesidades nutricionales. El procesar, refinar y cocinar en exceso destruye la mayor parte del valor de los alimentos.

El sol es la fuente de energía para toda la vida en nuestro planeta, nutre las plantas (el vértice de la cadena alimenticia), las cuales luego son ingeridas por animales (vegetarianos), los cuales son comidos por otros animales (carnívoros). Los vegetales, al nutrirse directamente del sol, tienen las mayores propiedades para promover la vida. El valor alimenticio de la carne como fuente nutritiva se conoce como "de segunda mano", y es inferior en la naturaleza. Todos los alimentos naturales (frutas, vegetales, semillas, frutos secos y granos) tienen, en distintas proporciones, estos nutrientes esenciales. Como fuente de proteína son fácilmente asimilables por el organismo. Sin embargo, los alimentos de "segunda mano" son más difíciles para digerir y son de menor valor para el metabolismo del cuerpo.

Mucha gente se preocupa por si están o no ingiriendo suficiente proteína, pero dejan de lado otros factores. La calidad de la proteína es más importante que la cantidad misma. Los productos lácteos, legumbres, frutos secos y semillas proveen al vegetariano con la ingesta adecuada de proteína.

Una máxima saludable es: "Come para vivir, no vivas para comer". Lo mejor es si entendemos que el propósito de comer es suministrar a nuestro organismo fuerza vital o Prana, la energía vital para la vida. Por lo tanto el mejor plan nutricional para un estudiante de yoga es la dieta simple con alimentos naturales y frescos.

Sin embargo, la verdadera dieta yóguica es aún más selectiva que esto. El yogui se preocupa por el efecto sutil que los alimentos tienen sobre su mente y su cuerpo astral.

Por lo tanto evita alimentos que son sobreestimulantes, prefiriendo aquellos que le dejan la mente en calma y el intelecto agudo, atento. Aquel que siga seriamente el camino del yoga evitará la ingesta de carnes, pescado, huevos, cebollas, ajo, café, té (excepto de hierbas), alcohol y drogas.

Cualquier cambio en la dieta debe hacerse en forma gradual. Comienza sustituyendo cada vez más grandes porciones de vegetales, granos, semillas y frutos secos, hasta que finalmente todos los productos cárnicos se hayan eliminado de la dieta.

5. Meditación (Dhyana)

Aquí está el punto más importante de todos, nos convertimos en aquello que pensamos.

Por tanto, debiéramos de tener pensamientos positivos y creativos ya que estos contribuirán a una salud vibrante y una mente pacífica, llena de alegría.

El yoga puede ayudarte a tener una visión positiva, entusiasta y alegre de las cosas. La mente podrá ser traída a un perfecto estado de control por medio de la práctica regular de la meditación.

Cuando la mente está en calma, sin pensamientos ni deseos, puedes ver el "Ser", a esto se le llama "yoga".

Podemos controlar la agitación mental de dos formas: concentrando la mente, ya sea externa o internamente. Internamente, nos enfocamos en el "Ser" o la conciencia del "Yo soy". Externamente, nos enfocamos en cualquier otra cosa que no sea "el Ser" o "Yo soy". Cuando nos tomamos un tiempo para concentrarnos en algo que estamos haciendo, en algo que requiere nuestra atención, los demás pensamientos se ralentan o aquietan. Sentimos que jugamos un buen partido de tenis, por ejemplo, cuando alcanzamos una perfecta concentración. La felicidad que experimentamos aparece no por haber hecho un tanto, sino por haber logrado una concentración perfecta.

En ese momento todas las preocupaciones y los problemas del mundo desaparecieron.

La habilidad para concentrarse está en todos, no es extraordinaria ni misteriosa.

La meditación no es algo que un yogui tenga que enseñarnos, ya que todos poseemos la habilidad para silenciar los pensamientos.

La única diferencia entre esto y meditación (en forma positiva), es que aprendemos a concentrar la mente externamente, en objetos.

Cuando la mente está completamente concentrada, el tiempo pasa sin que lo notemos, como si no existiera. Cuando la mente está concentrada, casi podríamos decir que no existe el tiempo.

El tiempo no es más que una modificación de la mente. El tiempo, el espacio, la causalidad y todas las experiencias externas son creaciones mentales.

Toda la felicidad que se logra a través de la mente es temporaria y efímera, está limitada por la naturaleza. Para alcanzar un estado de felicidad duradera y paz absoluta, primero debemos conocer cómo calmar la mente, concentrarnos e ir más allá de la mente. Llevando la concentración mental hacia el interior, hacia el ser, podemos profundizar la experiencia de la concentración perfecta. Este es el estado de meditación.

TÉCNICAS DE MEDITACIÓN

TÉCNICAS DE MEDITACIÓN

La meditación es una experiencia que no puede describirse, de la misma forma que no existen las palabras para definir el color rojo o el azul. Cuando uno ha visto y conoce un color, lo identifica rápidamente, pero no podría describírselo a una persona privada de la vista.

Y no podemos a priori entender qué es la meditación porque toda nuestra experiencia cotidiana está fuertemente limitada por las nociones aprehendidas de tiempo, espacio y causa. Y nuestra conciencia y conocimiento normales no son capaces, sin entrenamiento, de trascender estos límites.

La experiencia finita, la cual se mide en términos de pasado, presente y futuro, no puede ser trascendental.

Pero el tiempo no existe. Es un invención del aspecto más humano, menos divino, del hombre. Los conceptos de tiempo son ilusorios, ya que no tienen permanencia. El presente, inmensurablemente pequeño y efímero, no puede retenerse. Pasado y futuro no existen en el presente. Vivimos en una ilusión.

El estado meditativo trasciende todas estas limitaciones. En él no hay pasado ni futuro, ni espacio, ni causa. La meditación difiere del sueño profundo ya que genera profundos cambios en la psique. Refrenando y calmando las oscilaciones de la mente, la meditación trae paz mental.

A nivel físico la meditación ayuda a prolongar los procesos anabólicos de crecimiento y reparación, y a reducir los catabólicos o procesos de decaimiento. Normalmente los procesos anabólicos predominan hasta la edad de 18 años. De los 18 a los 35 hay un balance entre ambos, y luego de los 35 los procesos catabólicos predominan. La meditación puede reducir significativamente el descenso catabólico. Esto es por la receptividad innata de las células del cuerpo.

Cada célula de nuestro cuerpo está gobernada por la mente instintiva subconsciente. Todas tienen una conciencia individual y colectiva. Cuando los pensamientos y deseos fluyen en el cuerpo, las células se activan, el cuerpo siempre obedece a la demanda del grupo. Está científicamente probado que los pensamientos positivos traen resultados positivos a las células. Como la meditación trae un estado positivo prolongado a la mente, rejuvenece las células del cuerpo y retarda el decaimiento.

Uno no puede aprender a meditar, no más de lo que uno puede aprender a dormir. Uno falla en ambas situaciones.

Pero hay ciertos puntos a tener en cuenta relacionados con las técnicas y los estados de la meditación:

Debes establecer un ordenamiento para tus prácticas de meditación.

La regularidad en el tiempo, lugar y práctica es muy importante, porque condiciona a la mente para ralentar sus actividades minimizando el esfuerzo.

Las horas más efectivas son al amanecer y al atardecer, cuando la atmósfera se carga con una fuerza espiritual especial.

Si no es posible sentarse a meditar a estas horas, elige una hora en la que no estés involucrado con actividades diarias, una hora donde la mente esté apta para serenarse.

Trata de poseer un cuarto adecuado y separado de otras actividades, que uses de manera específica para la meditación.

A medida que se repite la meditación, poderosas vibraciones se asentarán en esa área, una atmósfera de paz y pureza podrá sentirse.

Selecciona tu orientación.

Cuando te sientes, mira hacia el norte o hacia el este para poder tomar ventaja de las vibraciones magnéticas favorables. Siéntate en una postura firme, confortable, las piernas cruzadas, la columna y el cuello erguidos sin tensiones.

Antes de comenzar, ordena a la mente mantenerse quieta por un período de tiempo determinado.

Olvida el pasado, presente y futuro.

Regula la respiración conscientemente.

Comienza con cinco minutos de respiración abdominal profunda para llevar oxígeno al cerebro. Luego enlentece el ritmo hasta hacerlo imperceptible.

Mantén la respiración rítmica.

La regularidad en la respiración regula también el fluir del Prana, la energía vital.

Debes permitir que la mente divague al comienzo.

Saltará de un lado a otro, pero eventualmente se volverá más concentrada, junto con la concentración de Prana.

No intentes forzar a tu mente.

No la obligues a mantenerse apacible, porque eso se trata de un movimiento consciente que la tensionará, y esa tensión se transformará en ondas cerebrales adicionales que impedirán la meditación.

Elige un punto de concentración en el cual la mente pueda descansar.

Para las personas que son de naturaleza intelectual, será el Ajna Chakra, el punto entre las cejas. Para las personas más emocionales, se usa el Anahata o Chakra del Corazón. Una vez que, con ánimo sereno, has elegido un punto de concentración, no lo cambies nunca.

Concéntrate en un objeto neutral o elevado, manteniendo esa imagen en el punto de concentración.

Si usas un Mantra, repítelo mentalmente, y coordina la repetición con la respiración. Si no tienes un Mantra personal, utiliza Om. A pesar de que la repetición mental es más poderosa, el mantra puede repetirse en forma audible si uno comienza a sentirse soñoliento. Nunca cambies el Mantra. La repetición llevará al pensamiento puro, en el cual la vibración del sonido se une con la repetición mental, sin conciencia del significado. La repetición audible progresa y lleva a la repetición mental, de allí a la repetición telepática, y luego al pensamiento puro.

Con práctica, la dualidad desaparece y se alcanza Samadhi o estado de super conciencia.

No seas impaciente, ya que esto lleva tiempo.

En Samadhi uno descansa en el estado de dicha, en el cual el conocedor, el conocimiento y lo conocido se vuelven uno. Este es el estado de super conciencia alcanzado por los místicos de todas las creencias y credos.

Si meditas por media hora, una hora en forma diaria, serás capaz de enfrentar la vida con paz y fortaleza espiritual.

La meditación es el tónico nervioso y mental más poderoso. La energía divina fluye libremente en el adepto durante la meditación, ejerce una influencia benigna en la mente, los nervios, los órganos sensoriales y el cuerpo. Abre la puerta a un conocimiento intuitivo y reinos de dicha eterna. La mente se vuelve calma y firme.

LOS DISTINTOS TIPOS DE YOGA

LOS DISTINTOS TIPOS DE YOGA

Ya hemos definido al yoga como el arte, o la ciencia milenaria de adquirir mediante técnicas corporales y meditación, la conexión con Dios.

En este sentido, todas las clases de yoga tienen este mismo objetivo. Lo que determina y califica las diferentes técnicas no es el objetivo, sino sus medios, los instrumentos y mecanismos que emplean de modo predominante para llegar a él.

Los principales sistemas de yoga son los siguientes:

1. HATHA-YOGA. Es también llamado "el camino vigoroso". Utiliza el dominio externo e interno del cuerpo como punto de partida y como medio para llegar a la integración. Este es el yoga del bienestar físico.

En el moderno enfoque occidental, el hatha yoga se usa principalmente como una forma de terapia corporal. Consiste en Asana (posturas), Pranayama (ejercicios respiratorios), Pratyahara (control de los nervios), Dharana (control de la mente) y Dhyana (meditación y realización espiritual). Es sobre este tipo de yoga que trabajaremos en este libro. Además, el hatha yoga proporciona al cuerpo la necesaria salud y fuerza para sobrellevar las dificultades de etapas más avanzadas de entrenamiento.

2. KARMA-YOGA. Emplea la actividad externa, la vida activa, con renuncia progresiva al objeto de la acción.

Es conocido como "iluminación por medio del trabajo o la acción". Trata de reducir nuestras tendencias naturales hacia el deseo, el cual conduce a acciones que oscurecen nuestra verdadera identidad. El karma-yoga busca guiarnos a la libertad espiritual por medio de la disciplina de un trabajo que sea altruista y llevado a cabo como un servicio a los demás.

3. BHAKTA-YOGA. Es el del amor y devoción a Dios y servicio al prójimo. Busca el cultivo de un corazón abierto y crear un camino hacia la iluminación (o superconciencia) a través del amor incondicional y la devoción a lo Divino, que es visualizado o percibido como presente en cada persona y cosa.

4. RADYA-YOGA. Utiliza el dominio interno de los mecanismos de la actividad mental.

Llamado el "camino regio", el radya-yoga se presenta normalmente como un método para cultivar el potencial de la mente para la concentración y la meditación, o la trascendencia de la mente a partir de la disciplina física y mental. También se conoce como el yoga "clásico", consistente en los siguientes estadios:

disciplina ética
autocontrol
postura
dominio respiratorio
inhibición sensorial
concentración
meditación
trascendencia espiritual

Estos componentes se encuentran también en muchas otras ramas del yoga.

5. GNANA-YOGA. Emplea el discernimiento y conocimiento abstracto. Este es el camino del discernimiento y la sabiduría, como es enseñado en los *Upanishads*, los antiguos textos místicos del hinduismo, los cuales tratan de distinguir lo real de lo irreal, o la verdadera felicidad de los placeres pasajeros.

6. MANTRA-YOGA. Emplea el manejo de las energías psíquicas y fisiológicas.

7. TANTRA YOGA. Representa el camino de la autotrascendencia a través de los rituales, incluyendo entre ellos la sexualidad sacralizada. Enseña que no hay una separación entre lo Divino y el mundo, sino que lo Divino puede ser encontrado en la existencia ordinaria.

Los textos clásicos más importantes de cada una de estas ramas de yoga son:

1. HATHA-YOGA. Bhagavad Gita, Bhogavata Purana y Narada Purana.

2. KARMA-YOGA. Bhagavad Gita, Bhogavata Purana y Narada Purana.

3. BHAKTA-YOGA. Bhagavad Gita, Bhogavata Purana y Narada Purana.

4. RADYA YOGA. Yoga Darshana, Yoga-Saro, Sangraha y Jivan-Mukti Viveka.

5. GNANA-YOGA. Mandukya Unpanishad, con los comentarios de Shankara y los Far-kas, de Gandupoda, Akshi y Varada Upanishad, y todas las obras de Shankara.

6. MANTRA-YOGA. Hamsa Upan-had, Brahma Vidya Upanishad y Naha Vakya Upant-had, Agui Purana.

7. TANTRA-YOGA. Shat Chakra-irupana, Paduka Panchsaka, Linga Purana y Devi, Bhogavata Purana. El texto más famoso es, sin duda alguna, el de los yoga-sutras de Patanjali, del cual existen muchísimas traducciones y no menos comentarios.

EL HATHA YOGA

Es en nuestra cultura occidental la forma más difundida del yoga. Su nombre está formado por las dos voces sánscritas HA, que significa Sol, y THA, que significa Luna.

Por lo tanto "HATHA" es la conjunción de ambos astros fundamentales para la vida de la Humanidad. El Sol simboliza el principio positivo, activo, masculino de la creación y, por consiguiente, también del hombre; y por Luna, el principio negativo, pasivo, lo femenino.

"HATHA" es así la unión consciente de los principios que constituyen la dualidad básica del hombre: el espíritu y la materia. Pero también lo positivo y lo negativo, lo luminoso y lo claro. El yin y el yang.

El hatha yoga, entonces, podría definirse como la técnica de integración o unificación natural del hombre mediante la progresiva purificación del cuerpo, con el desarrollo de sus potenciales, la perfección de su funcionamiento y la creciente integración de la mente con él.

Es, como decíamos, la clase de yoga más conocida en occidente, por una parte porque es la inicial, por la que podemos comenzar, y, por otra parte, porque al trabajar sobre la armonía corporal, brinda ventajas de inmediato sobre nuestro cuerpo.

Estas ventajas son las siguientes:

Salud

Su práctica conduce a un nivel de estado de bienestar físico que está más allá del concepto corriente que se tiene sobre la salud, la cual es ya de por sí un bien excelente y nunca bastante bien ponderado. Y si al iniciar el sadhava o ejercicios, el estado de salud del discípulo o sadhaka es deficiente, la práctica adecuada ante vigilancia competente restablecerá la salud por completo, incluso en la mayoría de los casos en que la terapéutica médica parecía inoperante.

Permite la conexión e integración necesaria entre el cuerpo y la mente, lo que ayuda a disminuir la intensidad de los problemas emocionales, que son el origen de la mayor parte de las dificultades del carácter y de la conducta.

Debido al mayor dominio que ayuda a conseguir sobre el cuerpo, constituye el modo más fácil para pasar gradualmente de los estados de conciencia más elementales a los superiores y más complejos.

Otorga la serenidad y la capacidad de discernimiento ante problemas que de lo contrario generarían estrés y malestares corporales.

Aunque es una etapa del gran proceso del yoga para la comunión con Dios, el hatha yoga se divide también en dos etapas: la primera, preparatoria o purificadora; y la etapa superior, eficiente o integradora.

Los objetivos en la primera etapa se consagran a comprender y asimilar bien los principios en que se basan los ejercicios, así como su técnica de ejecución.

Físico

Se propende a una limpieza interna general y en especial, del aparato digestivo, sistema nervioso y aparato respiratorio; se activa equilibradamente todo el sistema glandular endócrino; se adquiere la flexibilidad necesaria y resistencia de los músculos y articulaciones, en especial los abdominales y la columna vertebral.

Emocional

Se adquieren tranquilidad, serenidad y optimismo; se toma conciencia de los sentimientos, que entonces pueden ser más estables y profundos.

Mental

Se adquiere la posibilidad del descanso mental a voluntad; la posibilidad de mantener la atención clara, despierta, pero sin esfuerzo y poderla aplicar a lo que convenga sin distracción alguna.

Pránico

Purificación de los conductos (nadis) de energía, sutil o prana, para que ésta pueda circular libremente por todo el organismo sutil.

Comenzar con el hatha yoga

El yoga es también, por la comunicación que implica con la energía universal, el arte de vivir una vida relajada en armonía consigo mismo y con los demás. El yoga comprende al ser humano en su totalidad, facilitando su evolución física, psíquica y emocional.

Trataremos en este libro de permitir una introducción sencilla a esta antigua y saludable práctica.

Para esto nos centraremos en los aspectos físicos de esta disciplina.

El cuerpo tiene necesidades que deben satisfacerse de la manera adecuada para optimizar su rendimiento y bienestar.

Estas necesidades constituyen los cinco principios básicos de los que hablábamos en capítulos anteriores.

El milenario arte del yoga no nos exige una religión en particular, solo pide que uno tenga fe en el propio potencial que llevamos dentro. Esa chispa de luz divina, que es la luz de la espiritualidad. Todos poseemos divinidad y cualidades internas, con el yoga trataremos de armonizarlas con nuestro Yo esencial y de hacerlas fluir hacia el exterior. La vida está llena de sufrimiento por nuestra forma equivocada de percibir el Universo y el Cosmos; el conocimiento de la Verdad, el contacto con la luz puede entonces anular el dolor.

La causa del sufrimiento humano se debe a la ignorancia sobre nuestro verdadero Yo y al estar el alma ligada al mundo a través de nuestro cuerpo, solo se liberará cuando seamos conscientes de nuestra verdadera naturaleza.

Conseguiremos esa liberación desarrollándonos espiritualmente, combatiendo esa ignorancia que es causa y efecto de nuestra desconexión con la luz universal.

Nos liberaremos en la medida en que podamos evolucionar positivamente.

El yoga nos conduce a desarrollar nuestro potencial interno como seres humanos en primer término y posteriormente nos ayuda a proyectarnos hacia un despertar de nuestra conciencia espiritual.

El yoga es, además, un camino agradable, que puede ser practicado por cualquier persona sin importar la edad, sexo, condición social o dogma religioso. Es el mejor camino para llegar a la autorrealización espiritual, a través del buen funcionamiento de los elementos del cuerpo que nos proporcionan un equilibrio mental y físico.

Con el yoga conducimos nuestra energía adecuadamente por

caminos constructivos, obteniendo la quietud mental, la calma, el bienestar y la felicidad. Nos ayuda a mantenernos en armonía con la naturaleza y a regular adecuadamente nuestra respiración, controlar nuestra mente y liberarnos de los objetos que nos perturban, generándonos deseo y apego (que son dos causas de sufrimiento).

Con su ejercicio podremos combatir también las enfermedades que perturban nuestro equilibrio físico y psíquico; nos pondrá en una disposición mental adecuada para el trabajo al disipar nuestras dudas e indecisiones, ayudará a desarrollar nuestra sensibilidad, a desterrar la pereza y a desarrollar nuestro poder de concentración.

La vida actual es el fruto de una civilización dinámica y desenfrenada; es muy difícil hallar la paz o el encuentro con uno mismo y con la chispa divina que se encuentra en nosotros con todas las exigencias de la vida moderna. No solo nos hallamos en el medio de gentíos y tensiones que nos estresan, sino que vivimos atravesados por el deseo de cosas materiales superfluas y por la ansiedad básica que nos genera el temor a perder nuestros bienes o a no poder obtener lo que la sociedad de consumo nos ordena.

Nos apresuramos, corremos, competimos con los demás. Llegamos tarde a casa, con apenas tiempo para alimentarnos mal e irnos a dormir tensionados, sin llegar a descansar nunca.

Esta vida perjudica en gran manera la salud, nos consume, nos conduce a las neurosis, depresiones, angustias y trastornos psicológicos, y a enfermedades físicas de toda índole.

Es por todo esto que el yoga no solo es la puerta que se abre a la conexión con "lo luminoso" sino que también nos brinda beneficios inmediatos, especialmente porque el yoga nos habitúa a una serena, regular, despaciosa y pensada conducta de vida.

¿Qué necesitamos para comenzar?

Como dijimos anteriormente, trataremos de hacer un ingreso a esta filosofía de vida y técnica de salud milenaria de una manera simple.

Son también simples los requisitos del comienzo. Con la ventaja de que la recompensa será inmensa: un cuerpo más sano y una mente más relajada.

Solo necesitas:
- Percibir que la necesidad de cambio en tu vida sea importante para ti.
- Que te comprometas a realizar estas prácticas de manera regular.

Los aspectos materiales a tener en cuenta son fáciles y asequibles.

Necesitarás:
- Una silla, firme y segura, pero común.
- Un almohadón mullido y cómodo.
- Una alfombra o manta delgada.
- Luz indirecta.
- Un espacio donde puedas disponer de un clima de paz.
- Ropa cómoda, suelta y amplia.
- Un tiempo sin interrupciones, para poder dedicarlo a la salud de tu cuerpo y de tu espíritu.

El fundamento del cuidado yóguico descansa en la práctica y en la experiencia del cuerpo. El cuidado del yoga reduce las interferencias físicas, nos acerca a un estado equilibrado, de paz con nosotros mismos.

Recuerda que las instrucciones que nos da el yoga no son órdenes sino sugerencias. Si en cualquier momento no puedes hacer un ejercicio, no estás bajo la obligación de ir más allá y fuera de tu compás; así evitarás lesiones.

Durante la práctica del yoga no se debe forzar la postura ni la respiración. Si crees que no puedes ejecutar una postura, no lo hagas.

La práctica correcta de las posturas del yoga combina movimientos complementarios entre sí. Por supuesto, te reiteramos que esta obra que tienes en tus manos es apenas un trabajo introductorio al fascinante mundo de los ejercicios yóguicos.

Busca un lugar limpio, silencioso y agradable para hacer tus prácticas regulares.

La práctica ideal del yoga se lleva a cabo de manera individual, aunque el grupo sirve de gran ayuda en el proceso del aprendizaje. La hora más apropiada para practicar los ejercicios de yoga es la primera de la mañana, después de la ducha.

Trata de evitar hacer yoga con el estómago lleno. Permite que pase bastante tiempo después de las comidas.

El beneficio apreciable que surge de la práctica del yoga necesita de un largo tiempo, regularidad en la práctica y continuidad. No se promueve la intensidad, el adelanto rápido, sino la progresión regular y continuada.

Al principio no es fácil sujetarse a uno mismo a la disciplina del yoga. Por eso algunas personas se sienten incapaces y se descorazonan. Haz lo que puedas y conténtate con ello.

El yoga enseña a cada practicante a ser su propio profesor a través de una disciplina autoimpuesta.

Es necesario tener una metodología de estudio clara. La herramienta básica del yoga es el trabajo corporal.

Se debe poner atención a la introducción de la práctica. La actividad del yoga debe empezar con un momento de calma y quietud.

El fin de las prácticas es la estabilidad, la salud y la ligereza corporal.

El yoga y los ejercicios deportivos son dos cosas diferentes.

Al principio la fase dinámica de los ejercicios de yoga prevalece sobre la fase estática.

Principio se hacen las posturas más fáciles y se usan como preparación para otras más difíciles.

Se hacen limpiezas (kriyas) para purificar el cuerpo. Son necesarias cuando hay cualquier desequilibrio.

Sabremos que nuestra práctica es correcta y está bien hecha, cuando al final tengamos una sensación de frescura y calma.

La relación entre el que enseña y el que aprende debe ser sincera y abierta.

Pregunta todas las dudas que tienes claramente. Sé comunicativo.

Antes, entre y después de la práctica observa tu presión sanguínea, tu pulso, tu respiración; observa cómo sientes tu cuerpo.

La práctica debe ser regular (diaria, con descansos entre medio) y sin cometer excesos.

No es aconsejable exagerar la práctica en duración ni en frecuencia. Aunque es cierto que cuanto más yoga se practique uno está más sano, también es verdad que hay personas que han arruinado su salud por llevar a cabo prácticas de manera incorrecta. No busques soluciones mágicas.

El yoga no es algo milagroso, sino una disciplina científica.

¿Es el yoga una filosofía o una terapia? El yoga es algo más que una terapia; pero si decimos que el yoga es una filosofía (porque en él se incluye el aspecto intuitivo del ser humano), entonces ésta es una filosofía práctica.

El proceso de cambio sugerido por la metodología del yoga es gradual y se basa en la educación y el cuidado de uno mismo, en un aprendizaje basado en la experiencia propia y en el mantenimiento regular de tu práctica.

Tradicionalmente se ha considerado que el estudio teórico del yoga separado de la práctica tiene una utilidad muy pequeña.

Necesitamos control físico para adaptarnos mejor, aprender a respirar y controlar las reacciones exageradas. Estas técnicas tomadas de la tradición del yoga clásico integran todos estos aspectos en una disciplina, como una práctica o rutina de todos los días basada en la fisiología humana.

Entonces, cuando con estos elementos que te sugerimos, y teniendo en cuenta lo expresado, inicies tu trabajo, con los ejercicios introductorios que te describiremos más adelante, obtendrás:

- Técnicas que te ayudarán a serenar y optimizar tu sistema nervioso.
- El conocimiento de tu propia mente en su estado más puro.
- La facultad de poder tomar las cosas con paz y serenidad, para un mejor discernimiento.
- Una ayuda eficaz contra trastornos como el dolor de cabeza, el insomnio, el estrés o la depresión.
- Formas para acercarte hacia un estado mental más optimista y alegre.
- Una sensación de mayor satisfacción y paz interior.
- Un cuerpo erguido, flexible y joven.
- Una mente rejuvenecida.
- La revitalización de tu sistema endócrino.
- La optimización de tu fuerza energética.

LA EJERCITACIÓN DEL HATHA YOGA

I . COMPRENDIENDO

La polaridad básica

Se sabe, por los estudios médicos, que las causas y las manifestaciones principales de la vejez (a veces prematura) se deben en general a:

- El encorvamiento y la deformación paulatina de la espina dorsal.
- El desgaste del corazón y el sistema circulatorio.
- La atrofia de las glándulas endócrinas, con la disminución consecuente de las defensas para anular o combatir las enfermedades.
- También, por otra parte, influyen en este proceso de degradación, la degeneración de las células pulmonares.

De manera que si actuamos sobre estas causas iniciales, podremos retrasar este proceso (por supuesto que no detenerlo del todo, porque estamos hechos de materia mortal y solo nuestra alma sobrevivirá a nuestro tránsito por el mundo) y revitalizar nuestro cuerpo, adquiriendo un cuerpo más sano y elástico, aún en la vejez.

Los movimientos de los astros, los planetas y sus satélites, las manchas solares, los latidos del corazón de los seres vivos, nuestra propia respiración y nuestro ser marchan a un ritmo que tiene su origen en la polaridad.

¿Qué es, para las disciplinas yóguicas, la polaridad? Las corrientes positiva y negativa se alternan rítmicamente, creando estados positivos y negativos en equilibrio perfecto. En nuestro planeta existen dos polos y así sucede en los seres humanos, que también llevamos un doble signo de la polaridad, positiva y negativa.

Y estos dos polos se hallan en nuestro cuerpo.

El polo positivo se halla ubicado en la parte superior del cráneo, justo en donde los cabellos forman un remolino que divide los mechones; el polo negativo se halla situado sobre la última vértebra de nuestra columna vertebral, en el coxis.

Entre los dos polos circula una corriente de alta frecuencia y de corta longitud de onda, que se transporta a través de nuestro sistema nervioso.

Esta tensión que se produce es la vida, y es la columna vertebral la que se encarga de canalizarla.

Llama la atención la poca importancia que da la cultura occidental a esta "autopista de la vida" que es nuestra espina dorsal.

En el cráneo, al final de este canal que es la columna, está la fina materia de que éste se compone, que es el cerebro y que hace de conductor de esta corriente vital, dándonos la facultad de expresar nuestra inteligencia y nuestros sentimientos. Es a través del cerebro por donde experimentamos los sentidos de ver, tocar, oler, saborear y oír.

Cuando tomamos conciencia plena de nosotros mismos y mediante la capacidad intelectual aportada por la mente reintroducimos en nuestro propio ser esa conciencia vislumbrada, es cuando llegamos a ese estado que llamamos "conciencia de sí mismo".

Un cuerpo se considera sano cuando se proyecta al exterior por medio del sistema nervioso, irradiando vida en cada fibra de este y llenándolo de armonía y equilibrio perfecto.

Si logramos equilibrar esa corriente positiva y negativa podremos considerarnos seres perfectos, sanos y capaces de llevar a cabo una misión aquí en la Tierra, de la misma forma que cuando en la luz del Sol los colores complementarios rojo, verde, violeta, amarillo, azul y anaranjado, que están en oposición directa unos con otros, se unen en completa armonía y con su unión alcanzan la perfección al formar la luz blanca.

Entre las leyes del cuerpo y del espíritu se encuentra implícitamente la misma polaridad, la misma oposición directa. La ley del cuerpo es egoísmo y la del espíritu desprendimiento. Debemos esforzarnos y aprender a reunirlas en total armonía, para que se complementen.

En el ser humano corriente la conciencia se encuentra a un nivel de desarrollo muy bajo y es por esta causa que la radiación de la corriente vital emanada del cuerpo solo es consciente en un grado minúsculo, e incluso para una mayoría resulta imperceptible.

El cuerpo de una persona con tan poca sensibilidad, tiene mucha menos vitalidad que el de otra que haya llegado a un nivel más avanzado, en que su sistema nervioso es más denso, es más consciente y tiene más vitalidad, por lo que su cuerpo es más dócil y flexible para desarrollar su Yo.

Los movimientos corporales de una persona en posesión de mucha vitalidad difieren mucho de los de otra persona con un desarrollo más bajo. Y esto lo notamos todos a primera vista. A las personas que evidencian mucha vitalidad los percibimos ágiles, sanas, vigorosas, y a las de una vitalidad baja las percibimos pesadas, y nos transmiten una sensación de agobio y de falta de energía.

Es sumamente importante para nuestra evolución, tanto física como psíquica y espiritual, el conocernos a nosotros mismos. Si nuestro Yo se encuentra en un estado de alegría y felicidad, nos da a entender que existe un equilibrio completo entre todas las fuerzas vitales que emanan de nosotros y esto confirma que nuestra mente y nuestro cuerpo están sanos. Cuando una persona está situada en un nivel inferior, el equilibrio se rompe con mucha facilidad, debido a la ignorancia o a causa de un consciente inadecuado y su Yo se debilita. Esto se manifiesta así en su forma de pensar y en su vida espiritual. Al no haber un equilibrio entre las energías vitales aparece la enfermedad.

Las técnicas del yoga tienden al fortalecimiento y a la elasticidad de nuestra columna vertebral mediante unos ejercicios especiales; los pulmones, el corazón y la circulación sanguínea resultan estimulados por unos regulares ejercicios respiratorios. Es la respiración profunda y rítmica uno de los secretos más importantes para obtener una considerable prolongación de la vida.

Con los ejercicios del yoga uno aprende, entre otras cosas, a concentrarse, a llevar una respiración lenta y profunda, a relajarse, a alejarse del mundo, a conocer y saber convivir con la soledad, la fijeza ocular; todas estas cosas, junto a la repetición de fórmulas mentales (mantras), la luz tenue, música oriental o relajante, contribuyen a ayudar en la meditación.

II. PREPARÁNDONOS PARA EMPEZAR

Todos los caminos del yoga nos conducen al conocimiento y a la unión con la Energía Universal. El hatha yoga nos conduce a la Energía Universal a través del dominio del cuerpo, alcanzando una salud perfecta y un control de la respiración

Al más alto nivel conseguido a través de la práctica del yoga, que no es ni más ni menos que una experiencia mística suprema, se la conoce con el nombre de "Samadhi" (grado muy elevado de superconciencia), que sería el contacto directo con el Espíritu del Universo; una experiencia muy similar a las experiencias místicas de alguna religión, como ocurrió en el caso de Santa Teresa de Jesús o San Juan de la Cruz.

Resultados
Los resultados más importantes, entre otros, de la práctica del yoga, son los siguientes:

- Contacto con la pura verdad.
- Serenidad.
- Equilibrio.
- Control de las sensaciones físicas y emocionales del dolor.
- Pensamiento positivo conducente a la felicidad.
- Éxito ayudado por la capacidad de concentración que lograrás.
- Tranquilidad.
- Autocontrol.
- Desapego.
- Amor.

- Inocencia por la ausencia de malicia.
- Generosidad motivada por la comprensión del "Otro Universal".
- Capacidad de perdón.
- Satisfacción.

Con las Asanas o posturas de yoga conseguiremos llegar a la relajación consciente y controlada al propio tiempo que estimulamos y regulamos las energías que no funcionan adecuadamente, logrando alcanzar una conciencia más profunda y más estable de nosotros mismos y sustituyendo positivamente la identificación que hemos tenido anteriormente con nuestro yo mental.

Las Asanas o posturas deben realizarse de forma lenta y meditativa, acompañándolas con una respiración completa y rítmica.

Las posturas del yoga tienen una gran influencia sobre nuestros aspectos mentales, físicos y espirituales, ayudándonos a proporcionar una gran flexibilidad a nuestros músculos, al tiempo que ejercen una influencia muy directa sobre nuestra columna vertebral y nuestras articulaciones devolviéndonos una perfecta movilidad y equilibrando nuestro sistema nervioso. Con el ejercicio físico logramos un mejor funcionamiento del cuerpo, de esta forma hacemos que las energías también funcionen mejor y si las energías funcionan mejor también nuestra mente funciona a niveles más óptimos.

Un buen yogui debe ser muy disciplinado en sus prácticas, trabajando siempre con tenacidad, con máxima perseverancia y profunda fe.

PREPARÁNDOSE PARA LOS EJERCICIOS

Los ejercicios de yoga deben realizarse de ser posible con el estómago vacío (como ya anticipáramos en capítulos anteriores), y después de haber evacuado la orina y los intestinos; o bien esperar 4 horas después de una comida abundante o 1 hora después de una comida muy ligera (como puede ser el desayuno de primera hora de la mañana).

No debe comerse absolutamente nada durante la media hora siguiente después de la práctica del ejercicio de yoga, para permitir que los efectos purificadores y revitalizadores de esta disciplina se extiendan.

Durante el tiempo que se practiquen los ejercicios de yoga la mente debe permanecer inactiva de pensamientos o distracciones aunque concentrada en el ejercicio físico y de respiración.

Los ejercicios de yoga deben realizarse con ropa ligera para tener libertad de movimientos y a una temperatura que nos resulte agradable.

La luz de la estancia debe ser tenue. Se llevarán a cabo sobre un suelo liso cubierto con una alfombra, manta, una delgada plancha de caucho, etc. y si es posible siempre a la misma hora y con el mismo tiempo de duración.

El Prana es la energía responsable del funcionamiento de nuestro cuerpo y de nuestra mente y si el Prana funciona adecuadamente nuestra vida estará armonizada y nuestra salud lo evidenciará.

III. LA RESPIRACIÓN

La respiración completa o profunda es fundamental en la práctica de cualquier tipo de yoga. La respiración debe ser consciente, utilizando la totalidad de nuestra capacidad pulmonar. Con ello conseguiremos el proceso de oxigenación de la sangre y como consecuencia beneficiará al funcionamiento de todo nuestro organismo.

Deberemos tener muy en cuenta que la respiración solo debe realizarse por la nariz, de manera pausada y profunda, y nunca por la boca.

Todo esto debe acompañarse con una actitud mental de concentración y relajación para conseguir resultados óptimos a nivel mental, físico y espiritual, para que nuestro cuerpo se mantenga sano o pueda expulsar de sí, energéticamente, las enfermedades que en el momento de practicarlo se tengan.

LAS TRES RESPIRACIONES

Lo primero que debemos aprender tanto para los ejercicios de hatha yoga como de relajación y de meditación es a respirar.

Deberíamos tener en cuenta que la regla que debe seguirse para realizar una buena respiración es hacerlo siempre por la nariz y no por la boca, tal como lo realizamos erróneamente la mayoría de los occidentales.

El respirar por la boca y no por la nariz lo hacemos a menudo, pero mucho más cuando estamos hablando con otras personas, y esta costumbre nos induce a respirar mal también durante el sueño, sin darnos cuenta del peligro que representa para nuestra salud.

La naturaleza nos ha provisto de un equipo defensivo para evitar que entren en nuestro organismo impurezas que al final tan solo nos provocan enfermedades.

En el interior de nuestras fosas nasales hay un filtro formado por pelos que evitan el paso de pequeños insectos, polvo o partículas nocivas que pudiesen perjudicar nuestros pulmones.

Es también en la nariz en donde las mucosas se encargan de calentar el aire excesivamente frío y en donde quedan retenidas las partículas de polvo y demás partículas nocivas que los pelos no pudieron retener y de las que nos podremos deshacer expulsando el aire con fuerza por la nariz.

Existen también en la nariz unas glándulas que luchan contra los microbios que logran llegar hasta ellas y desde donde se avisa a través del olfato que existe un peligro en el ambiente que nos amenaza, como podrían ser gases venenosos, sustancias en descomposición, etc. Por otra parte, nos avisa del placer y de la serenidad de un ambiente perfumado.

Los órganos del olfato y sus terminaciones nerviosas olfativas, además de hacer que percibamos los olores, tienen como principal misión el absorber el Prana (la energía) del aire.

La falta de prana en el aire nos da sensación de agobio o ahogo. Todos lo hemos podido comprobar cuando al pasar un resfriado no podemos respirar adecuadamente por la nariz y esto se debe a la falta de prana, por cuya carencia las personas delicadas pueden llegar a padecer problemas respiratorios graves e incluso trastornos cardíacos.

Hemos experimentado también la sensación de frescor que nos invade al respirar por la nariz después de una tormenta en que el ambiente está lleno de ozono, o cuando estamos en el campo o en el mar, respirando al aire libre.

Es por ello que para absorber prana hay que aprender a respirar por la nariz, puesto que en la boca no existen órganos que lo absorban.

El respirar durante largos períodos de tiempo por la boca trae malas consecuencias, puesto que al final acabamos por debilitar sus glándulas, cuerdas vocales y todos los órganos respiratorios y además al pasar el aire sucio a nuestros pulmones, quedamos sin defensas para combatir las enfermedades y entonces comienza a funcionar mal nuestro organismo, corriendo por ello el riesgo de contraer infecciones y enfermedades contagiosas.

Es pues sumamente importante el respirar por la nariz, de esta forma el prana absorbido y elaborado por nuestros pulmones proporcionará a nuestro cuerpo una buena dosis de energía, reforzando nuestro corazón y haciendo que este bombee la sangre distribuyéndola correctamente por todo nuestro cuerpo. Con ello, además de prevenir enfermedades, mejoraremos nuestra salud actual e incluso recuperaremos fuerzas sin llegar a sentirnos nunca cansados.

Dentro de los ejercicios respiratorios del yoga, podemos distinguir tres clases de respiración completa:

- La respiración superior.
- La respiración media.
- La respiración abdominal.

La respiración que la mayoría de los occidentales realizamos es la que se conoce como respiración clavicular o superior, en la que tan solo se mueven las costillas, los hombros y las clavículas y de esta forma tan solo trabaja la parte superior de los pulmones y por ello absorbemos una mínima cantidad de aire; esta forma de respirar exige mucha energía y en cambio los resultados son mínimos.

Este tipo de respiración poco recomendable es consecuencia, la mayoría de las veces, de llevar comprimida la cintura con correas, fajas, pantalones muy ceñidos, etc., y también por la postura de nuestro trabajo, sentados durante muchas horas inclinados hacia adelante, lo que nos obliga a encorvarnos y nos impide realizar la respiración abdominal.

Existe otro tipo de respiración practicada por los occidentales que no llevan una vida sedentaria, conocida como la respiración media o intercostal.

Este tipo de respiración es más correcta y beneficiosa que la clavicular ya que incluye un poco la respiración abdominal, llenando en este caso la parte superior y media de los pulmones de aire. Suelen hacerla las personas que desarrollan su trabajo de pie o andando.

La respiración diafragmática, profunda o abdominal es la que normalmente se practica mientras descansamos o dormimos y es la más recomendada, aunque esta tan solo constituye una parte de la respiración en el yoga. En esta forma de respirar, el diafragma ejerce un papel muy importante.

El diafragma es un fuerte músculo que separa la cavidad del pecho de la cavidad del vientre; durante el tiempo de reposo este está curvado hacia la caja torácica, y al ir moviéndose va descendiendo poco a poco, comprimiendo hacia abajo los órganos del abdomen al propio tiempo que empuja el abdomen hacia afuera. En esta modalidad de respiración llegaríamos a conseguir llenar de aire, además de la parte superior y media, la parte inferior de los pulmones, tomando de esta forma una máxima cantidad de prana y de oxígeno.

IV. LA RESPIRACIÓN Y SUS EFECTOS TERAPÉUTICOS

LOS TRES TIPOS DE RESPIRACIÓN

Tal como anticipáramos, la respiración durante la práctica del yoga propende al uso pleno de nuestra capacidad pulmonar, mediante la utilización conjunta de los tres tipos de respiración. Cada uno de estos tipos de respiración tiene efectos benéficos sobre diferentes áreas de nuestro cuerpo.

La respiración abdominal

Con la respiración abdominal ayudamos al buen funcionamiento de nuestro corazón, regulamos nuestros intestinos y ayudamos al control de la hipertensión arterial.

La ventaja de los ejercicios de respiración abdominal es que pueden practicarse ya sea acostados, de pie o sentados.

Durante el ejercicio:
- Pondremos nuestra atención en la zona del ombligo.
- Hundiremos el vientre mientras expulsamos el aire por la nariz.
- Aspiraremos lentamente también por la nariz mientras hacemos que descienda el diafragma, de esta forma la pared abdominal se eleva hacia fuera mientras la parte baja de los pulmones se llena de aire.
- Al exhalar, la pared del abdomen se hunde hacia adentro y así se fuerza la expulsión del aire por la nariz.

Esto, si lo haces de manera calma y reiterada, notarás que empieza a generar efectos sedantes y revitalizantes en ti.

La respiración media

La respiración media nos regulará la presión sanguínea, haciendo que nuestra circulación sea idónea por todo el cuerpo, especialmente en los riñones, vesícula biliar, hígado, estómago y bazo.

Los ejercicios de respiración media, del mismo modo que en el caso de la abdominal, pueden hacerse en cualquier posición.

Con la respiración media llenamos de aire la parte media de los pulmones y durante el ejercicio permanecerán el vientre y los hombros inmóviles. Ponemos toda nuestra atención en las costillas, sintiendo cómo se expanden despacio.

Lo hacemos así:
- Nos ubicamos en una posición cómoda, ya sea sentados, de pie o acostados.
- En primer lugar, expulsamos todo el aire que está en nuestros pulmones.
- Luego, lentamente, comenzamos a aspirar por la nariz, al tiempo que vamos ensanchando las costillas hacia los lados (con plena conciencia de esto).

Veremos que, al expirar, las costillas se contraen obligando a que el aire salga por la nariz.

La respiración superior

Esta es la respiración, a veces llamada clavicular, que tendemos a usar de manera espontánea. No es mala en sí, lo malo es cuando solo se utiliza esta, que airea la parte alta de los pulmones y deja inutilizada su mayor parte.

La respiración superior nos ayuda a vigorizar los nudos linfáticos de ambos pulmones aireando por completo el vértice de los mismos.

Durante la realización de este ejercicio dejaremos inmóviles el abdomen y la parte central del pecho.

También este ejercicio de respiración lo podemos hacer acostados, de pie o sentados.

Es así:

- Después de centrar totalmente nuestra atención en los pulmones, expulsamos primeramente el aire albergado en los mismos.

- Aspiramos aire por la nariz lentamente al mismo tiempo que elevamos las clavículas y los hombros, de esta forma llenamos la parte superior de los pulmones.

- Seguidamente expulsamos el aire de nuevo por la nariz y así los hombros irán bajando pausadamente.

V. RESPIRACIÓN COMPLETA. EJERCICIOS DE RESPIRACIÓN

La acción beneficiosa de la respiración completa sobre el organismo es muy extensa ya que abarca prácticamente todo el cuerpo, comenzando por el cerebro y acabando por los pies.

Este tipo de respiración ayuda, además de limpiar la sangre de impurezas, a equilibrar nuestra salud mental y consecuentemente la espiritual, estimula nuestro metabolismo y hace que se mantengan jóvenes nuestras glándulas endócrinas.

EJERCICIO DE RESPIRACIÓN COMPLETA

La respiración completa pone en funcionamiento la totalidad del sistema respiratorio y consecuentemente hace que todas las células del cuerpo y los músculos se oxigenen adecuadamente, permitiendo al propio tiempo que los pulmones se ejerciten para rendir a un elevado porcentaje de su capacidad.

Es conveniente que las personas que no hagan habitualmente ejercicio físico ejerciten la respiración completa con moderación, al principio, pues al hacer trabajar el abdomen que no está habituado al movimiento de la respiración completa pueden en un comienzo generar algún trastorno digestivo (pasajero).

Se debe buscar un momento del día en que no tengamos prisa y además no nos encontremos con el estómago lleno o en plena digestión. Durante unos días se puede ejercitar durante uno o dos minutos, después se puede aumentar el tiempo progresivamente.

Para ejercitar la respiración completa:

- Nos pondremos de pie, con los brazos extendidos a lo largo del cuerpo, tratando de relajarnos todo lo que podamos.
- Expulsamos todo el aire albergado en los pulmones a través de las fosas nasales hasta dejarlos vacíos.
- Inspiramos por la nariz a un ritmo relajado todo el aire que admitan nuestros pulmones.
- Volvemos a expulsar todo el aire por la nariz siguiendo el mismo ritmo de la inspiración.

El ejercicio de inspiración de la respiración completa, en el que hemos absorbido aire por la nariz para llenar nuestros pulmones, aunque casi no nos percatemos de ello, lo hemos realizado en tres fases.

Para comprobarlo, sería conveniente que en la posición de pie o bien tumbados en el suelo, pusiésemos las manos sobre el abdomen (a la altura del vientre), especialmente aquellas personas que intentan aprender este ejercicio de respiración completa por primera vez, ya que aquellos que hacen ejercicio físico a menudo no tienen ninguna dificultad para practicarla.

Al hacer la inspiración lenta y profunda, veríamos que en primer lugar, al bajar el diafragma, el vientre se va hinchando lenta y automáticamente como un globo (nuestras manos subirían al propio tiempo que se hincha el abdomen). Esta fase es la que se considera como respiración abdominal. En la segunda fase de la inspiración deberemos separar las costillas inferiores y la parte central del tórax, con el fin de que el aire penetre en la parte media de los pulmones. Esta fase es la que se considera como respiración media o intercostal.

Acto seguido y en tercer lugar deberemos tener en cuenta durante esta misma inspiración que el pecho se hinche también todo lo posible con el fin de absorber la mayor cantidad de aire posible.

Después de realizar esta última fase de la respiración completa, deberemos contraer el abdomen y de esta forma se hace que sirva éste de apoyo a los pulmones para que la parte superior se llene de aire. Esta tercera fase es la que se considera como respiración superior o clavicular.

Seguidamente expulsaremos el aire de los pulmones por la nariz de forma lenta en el mismo orden que seguimos al inspirar, es decir, primero contraeríamos la cara exterior del vientre; en segundo lugar, presionaríamos las costillas unas contra las otras y en último término, relajaríamos bajando las clavículas y los hombros.

Vemos pues que en la respiración completa se utilizan a la vez las tres formas conocidas de respiración: abdominal, media y superior, pero que se suceden una tras otra, como un movimiento de tres tiempos en una misma inspiración y sin ninguna interrupción.

VI. PADMASANA O POSTURA DEL LOTO

Esta postura, que es la comúnmente usada por los yoguis para meditar, puede presentar algunas dificultades al comienzo, pero sin exigir al cuerpo más de lo que puede dar, con esfuerzo y voluntad, se logra hacerla.

Postura primera:

Sentados sobre el suelo y con los ojos cerrados, debemos colocar el pie derecho apoyado sobre el muslo izquierdo y el pie izquierdo sobre el muslo derecho pasando la pierna izquierda por encima de la pierna derecha, intentando acercar al máximo posible las plantas de los pies al abdomen. Las palmas de la manos las apoyaremos sobre las rodillas.

Postura segunda:

Sentados sobre el suelo y con los ojos cerrados, debemos colocar el pie derecho apoyado sobre el muslo izquierdo y el pie izquierdo sobre el muslo derecho pasando la pierna izquierda por encima de la pierna derecha, intentando acercar al máximo posible las plantas de los pies al abdomen. Las palmas de las manos las juntaremos por encima de la cabeza.

Con cada una de estas posturas lograremos equilibrar todas nuestras fuerzas positivas y negativas consiguiendo un perfecto dominio de nuestro cuerpo, mente y espíritu. Esta postura milenaria de equilibrio ayuda a desplegar nuestras cualidades creativas y aumentar nuestro poder de concentración, fuerza de voluntad y disciplina.

La postura del loto, además de fortalecer nuestra mente y cuerpo, es un método muy recomendable para equilibrar nuestro sistema nervioso, combatir el estrés, la ansiedad y la depresión.

Durante el ejercicio concentraremos nuestra mente sobre el latido de nuestro corazón, procurando respirar con regularidad como vimos en capítulos anteriores; manteniendo la mente vacía de pensamientos, totalmente inmóviles y en un relajante silencio total.

VII. LOS 7 EJERCICIOS DE PRANAYAMA

Pranayama n°1

Para hacer este ejercicio nos colocamos de pie, con las piernas separadas. Vamos aspirando aire lentamente de la misma forma que en la respiración completa y extendiendo los brazos horizontalmente hacia delante, buscamos que las palmas de las manos se dirijan hacia el suelo.

Con los pulmones llenos de aire, hacemos movimientos circulares y rápidos con los brazos como si se tratasen de aspas de molino; tres veces hacia el lado derecho y tres hacia el izquierdo.

Seguidamente expulsaremos el aire por la boca mientras bajamos los brazos a la posición normal.

Pranayama nº 2

Para hacer el ejercicio nos colocamos acostados en el suelo, sobre el vientre. Colocaremos las palmas de las manos apoyadas sobre el suelo a la altura de los hombros (los dedos hacia adelante).

Vamos aspirando aire lentamente de la misma forma que en la respiración completa. Con los pulmones llenos de aire, levantaremos el cuerpo apoyándonos únicamente con las palmas de las manos y los dedos de los pies.

Seguidamente haremos descender el cuerpo con suavidad.

El movimiento se repite de dos a cuatro veces consecutivas y al terminar expulsaremos por la boca y con fuerza todo el aire que habíamos retenido.

Pranayama nº 3

Este ejercicio se realiza estando de pie.

Nos colocamos de pie delante de una pared, extendiendo los brazos hacia adelante y apoyaremos las palmas de las manos sobre el muro a la altura de los hombros, manteniendo la distancia al muro que permitan nuestros brazos.

Vamos aspirando aire lentamente de la misma forma que en la respiración completa. Retenemos todo el aire en los pulmones mientras nos inclinamos hacia adelante con el cuerpo totalmente rígido, doblando los codos, hasta que nuestra frente toque la pared. Seguidamente sin dejar de apoyarnos con las manos volvemos con el cuerpo rígido a la posición inicial.

Repetimos estos movimientos de dos a cuatro veces seguidas y a continuación soltamos con mucha fuerza todo el aire que habíamos retenido en los pulmones.

Pranayama nº 4

Para hacer este ejercicio nos colocamos de pie, con las piernas separadas.

Seguidamente vamos aspirando aire lentamente de la misma forma que en la respiración completa. Mientras, levantamos los brazos alcanzando la forma de cruz y seguimos hacia arriba hasta que las palmas de las manos se junten por encima de la cabeza.

Retenemos el aire en los pulmones de seis a doce segundos y a continuación soltamos el aire de forma lenta y, mientras dure la expiración, iremos bajando los brazos con las palmas de las manos mirando al suelo.

Pranayama nº 5

En este caso nos colocamos de pie, con las piernas ampliamente separadas. Vamos aspirando aire de la misma forma que en la respiración completa, con los brazos extendidos horizontalmente hacia adelante y las palmas de las manos vueltas hacia el suelo.

Con los pulmones llenos de aire, hacemos movimientos rápidos con los brazos de adelante hacia atrás y viceversa de cuatro a seis veces, intentando que estos permanezcan siempre lo más horizontales posibles.

Seguidamente expulsamos el aire por la boca con fuerza mientras bajamos los brazos de forma lenta.

Pranayama nº 6

Para hacer este ejercicio nos colocamos de pie, con las piernas separadas. Vamos aspirando aire de la misma forma que en la respiración completa, pero en este caso inhalando el aire en pequeñas dosis como si estuviésemos olisqueando y tratando de discernir un perfume, hasta que los pulmones estén completamente oxigenados.

Retendremos el aire durante un tiempo de entre aproximadamente 6 y 10 segundos y luego lo expulsaremos lentamente por la nariz.

Pranayama nº 7

Para hacer este ejercicio nos colocamos de pie, con el cuerpo bien recto y con las piernas separadas y colocando ambas manos a los lados de las caderas.

Seguidamente vamos aspirando aire de la misma forma que en la respiración completa.

Retendremos el aire en los pulmones unos breves instantes y después lo expulsaremos por la nariz mientras inclinamos el tórax lentamente hacia adelante.

Volvemos a tomar aire de forma lenta mientras enderezamos de nuevo el cuerpo hasta la posición inicial.

Una vez esté el cuerpo erguido de nuevo hacemos una pequeña retención del aire albergado en los pulmones y acto seguido comenzamos a expulsar nuevamente el aire por la nariz mientras inclinamos el tórax hacia atrás.

Volvemos a posición inicial al propio tiempo que aspiramos de nuevo aire para llenar otra vez los pulmones.

Repetimos la respiración y el movimiento, pero esta vez, en vez de inclinar el tórax hacia atrás, lo inclinamos hacia el lado izquierdo.

Volvemos a la posición inicial y repetimos el movimiento, inclinándonos esta vez hacia el costado derecho.

Finalmente volvemos a la posición inicial al propio tiempo que aspiramos de nuevo aire para llenar los pulmones y al estar ya el cuerpo erguido, hacemos una pequeña retención y después expulsamos el aire por la nariz mientras bajamos los brazos y las manos desde las caderas a la posición normal de descanso.

VIII. EJERCICIOS DE LIMPIEZA

Cuando hayamos terminado los ejercicios de Pranayama, realizaremos el ejercicio de la respiración de limpieza, que es un ejercicio de respiración que ayuda a expulsar las toxinas que pudieran haber en la sangre y estimula a la buena salud y la capacidad del aparato inmunológico.

Este es un ejercicio altamente recomendable para aquellas personas que padezcan enfermedades o malestares crónicos.

Con la realización diaria de este ejercicio se conseguirá además que la persona que lo ejecute no solo estimule su inmunidad a las enfermedades y elimine toxinas de la sangre; también evitará enfermedades de las vías respiratorias, migrañas, jaquecas y estrés, al aumentar la confianza en sí mismo.

Este ejercicio debe realizarse de pie; cinco veces al día, y en series de tres.

Se hace así:

• En primer lugar, se separan las piernas y se exhala cuidadosamente, procurando vaciar totalmente los pulmones de aire.

• Seguidamente, se va aspirando lentamente por la nariz hasta llenar los pulmones, como en la respiración completa.

• Ahora, con los pulmones llenos, apoyamos los labios sobre los dientes, dejando una pequeña abertura para poder dejar salir el aire.

• Así, exhalaremos el aire en varios soplidos, esforzándonos porque salga por el estrecho orificio con movimientos bruscos y rápidos mientras ponemos nuestra atención en los músculos intercostales, abdominales y en el diafragma, que estarán trabajando al propio tiempo que hacemos la serie de expiraciones.

• Después de un breve descanso volvemos a comenzar con el mismo ejercicio, hasta completar las tres series.

IX. SUPTA-VAJRASANA

Para realizar este ejercicio:

• Debemos arrodillarnos en el suelo, cuidando de poner los pies separados.

• Seguido a esto, iremos bajando el cuerpo lentamente hasta quedar sentados entre los dos pies junto a los talones.

• Posteriormente, ayudándonos con los brazos y los codos, trataremos de tirar todo el cuerpo hacia atrás, estirado hasta que consigamos tocar el suelo con el punto en donde se une la cabeza con las vértebras cervicales.

• Colocaremos entonces las manos sobre la nuca y comenzaremos a respirar lentamente intentando mantener esta postura todo el tiempo que nos sea posible, recordando siempre que en los ejercicios de yoga nunca debemos esforzarnos estirando demasiado tiempo para evitar crear una tensión en el cuerpo.

• Durante el ejercicio debemos fijar nuestra concentración mental en la región del pecho a la altura del corazón y hacia la región de la altura del ombligo.

• Podemos realizar el mismo ejercicio colocando los brazos hacia abajo y las manos con las palmas hacia el suelo por debajo del ombligo, como sosteniendo nuestro arco.

Al ejecutar el ejercicio supta-vajrasana se produce una marcada tensión en las piernas que se acentúa más a la altura de las rodillas y de los muslos, por lo que se obtiene un beneficioso estímulo en todos los nervios subcutáneos de la zona además de fortalecer los capilares y conseguir una mayor actividad a nivel cutáneo.

Este ejercicio logra estimular el riego sanguíneo, el sistema nervioso central y la actividad de las glándulas endócrinas.

X. YOGA-MUDRA

Para realizar este ejercicio de hatha yoga:

• Debemos sentarnos sobre los talones.

• Luego aspiraremos de forma profunda, cuidando de completar los tres niveles de la respiración.

• En el momento de soltar el aire, nos inclinaremos de forma lenta y ligera hacia delante hasta que consigamos tocar el suelo con la frente, entrelazando al mismo tiempo, por la espalda, los dedos de la mano derecha con los de la izquierda.

• Nos mantendremos un tiempo prudente en esta postura sin respirar y después nos enderezaremos de forma pausada y progresiva, tomando nuevamente aire con lentitud, acabando con una respiración normal.

• También podemos hacer el mismo ejercicio en la postura de Padmasana, o de Loto (con las piernas cruzadas) y de la misma forma que en el ejercicio anterior, aspiraremos de manera completa.

• Al soltar el aire, nos inclinaremos de forma lenta y ligera hacia delante hasta tocar el suelo con la frente, entrelazando los dedos de la mano derecha con los de la izquierda.

XI. ARDHA-MATSYENDRASANA

Para realizar este ejercicio:

• Colocaremos el pie derecho apoyado en el muslo izquierdo.

• Seguidamente pasaremos la pierna izquierda por encima del muslo derecho apoyando la planta del pie sobre el suelo.

• Por un tiempo solo realizaremos esta parte del ejercicio. Recién cuando lo dominemos bien y sin tensiones completaremos el Ardha-matsyendrasana.

• En esta segunda parte del ejercicio giraremos el tórax hacia el lado izquierdo y agarraremos el tobillo izquierdo con la mano derecha.

• A continuación giraremos de forma lenta y suave la espalda y la cabeza también hacia el lado izquierdo.

• Colocaremos el brazo izquierdo extendido hacia atrás y con la mano izquierda tomamos el tobillo izquierdo.

• Mientras realizamos el ejercicio deberemos concentrar toda nuestra atención en nuestra columna vertebral, procurando respirar de forma correcta según las normas establecidas en yoga.

• Deberemos permanecer en esta postura hasta que notemos que estamos esforzándonos demasiado.

Este es un ejercicio difícil, pero cada día veremos que vamos consiguiendo estirar más hasta que logremos completarlo y realizarlo correctamente.

Con este ejercicio de hatha yoga lograremos:

• La flexibilidad y el fortalecimiento de nuestra columna vertebral.

• Corregir posibles desviaciones crónicas.

• Conseguir que nuestro sistema nervioso funcione correctamente, además de lograr que todos los componentes que se albergan en los riñones, bazo, páncreas, hígado, etc., se fortalezcan y cumplan también con su misión de forma completa.

XII. UDDIYANA-BANDHA

Este ejercicio se realiza:

• De pie.
• Con las piernas separadas.
• Inclinando el cuerpo ligeramente hacia delante.
• Con los brazos estirados y apoyando las palmas de las manos sobre las rodillas que estarán ligeramente dobladas.

Continúa así:
• Se realizará seguidamente una respiración completa, primero respirar, luego espirar lentamente al propio tiempo que se contrae con fuerza la zona abdominal hacia adentro, procurando al mismo tiempo elevar el diafragma al máximo.
• Esta presión hacia adentro del abdomen se puede realizar con mejor resultado si inclinamos la parte baja de los riñones y apoyamos con fuerza cada una de las manos sobre las correspondientes rodillas.
• En esta posición, los músculos rectales ceden, tal como si el propio vientre por el efecto de la presión de aire les obligara a encogerse.

Practicar este ejercicio con bastante regularidad nos ayudará a tomar experiencia en encoger la parte abdominal, cosa nada fácil puesto que los músculos que intervienen en ello no lo hacen a través de nuestra voluntad por lo que nos veremos obligados a concentrarnos en el ejercicio.
Este ejercicio de hatha yoga ayudará a que nuestro colon trabaje de forma regular y perfecta; también sirve para resolver los problemas de útero o estómago caído.

XIII. COMBATIENDO LAS ENFERMEDADES DE FORMA NATURAL

Este es un ejercicio de respiración contra la depresión, para limpiar las vías respiratorias, refrescar la circulación sanguínea, y combatir el frío.

Es muy recomendable para aquellas personas que sufren de depresión, puesto que su ejecución hace que se expulse del cuerpo esa sensación anímica desagradable, así como la ansiedad y la angustia.

Esta ejercitación consigue además eliminar toxinas, limpiar las vías respiratorias, refrescar la circulación sanguínea y ayudar a combatir el frío.

Con este ejercicio realizado diariamente se conseguirá además, al eliminar las toxinas del cuerpo, evitar los dolores de cabeza y enfermedades de las vías respiratorias.

Para realizar este ejercicio:

• Debemos estar de pie, con las piernas separadas.

• En primer lugar se separan las piernas y se exhala de forma completa, vaciando totalmente los pulmones de aire.

• Seguidamente se va aspirando lentamente por la nariz hasta llenar los pulmones.

• Mientras se lleva a cabo la inspiración (tomar el aire por la nariz lentamente), se van levantando al mismo tiempo los brazos hasta alcanzar la vertical; retenemos el aliento durante algunos segundos y a continuación nos inclinamos bruscamente hacia adelante, dejando caer ambos brazos también hacia adelante, mientras expulsamos el aire por la boca emitiendo el sonido de "¡Ah!" (sonido que se producirá única y exclusivamente por la exhalación del aire, sin la emisión de ningún sonido vocal).

• A continuación y desde esta posición, volvemos a inspirar lentamente por la nariz mientras nos enderezamos, al propio tiempo que levantamos los brazos en posición vertical.

• Seguidamente volvemos a caer hacia adelante repitiendo el mismo ejercicio unas cuantas veces.

XIV. EJERCICIO DE RESPIRACIÓN PARA FORTALECER EL SISTEMA NERVIOSO

Es muy recomendable para aquellas personas que sufren alguna enfermedad que esté relacionada con el sistema nervioso, realizar el siguiente ejercicio para mejorar su estado físico y mental.

Con este ejercicio realizado diariamente se conseguirá que la persona que lo ejecute adquiera una gran seguridad en sus relaciones sociales, mejore sus facultades mentales, se sienta con suficiente fuerza para afrontar las adversidades que se presenten en la vida y como efecto terapéutico principal, se fortalezca, tonifique y equilibre su sistema nervioso, evitando en muchos casos los temblores producidos por enfermedades generadas por un deterioro del mismo como los temblores en la cabeza, manos o cualquier otra parte del cuerpo.

Se realiza así:

- El ejercicio debe realizarse de pie.
- Se separan las piernas.
- Se expira vaciando los pulmones de aire.
- Seguidamente se va aspirando lentamente mientras se levantan los brazos hacia adelante con las palmas de las manos vueltas hacia arriba, hasta que se haya alcanzado la horizontal.
- Los brazos totalmente estirados hay que empujarlos hacia el frente, haciendo fuerza como si quisiésemos con las manos atravesar un muro que hubiese delante. Esta tensión es posible que

incluso nos haga temblar por el esfuerzo que estamos realizando y eso sería la señal de que lo estamos realizando bien.

• A continuación y reteniendo el aire en los pulmones, cerrar totalmente las manos y llevar los puños con rapidez a los hombros.

• Volvemos a extender los brazos en posición horizontal con las manos extendidas vueltas hacia arriba, las volvemos a cerrar y volvemos a llevar ambos puños a los hombros y así, repetir el ejercicio hasta tres veces.

• Finalmente expulsamos poco a poco el aire que habíamos retenido en los pulmones durante el ejercicio, mientras vamos aflojando los brazos y los dejamos caer a lo largo del cuerpo para descansar, inclinándonos ligeramente hacia adelante.

• Después de un breve descanso volvemos a comenzar con el mismo ejercicio.

XV. EJERCICIO PARA PONER EN FORMA EL CORAZÓN

Este ejercicio es para relajar el área del corazón. Se lo conoce por el nombre de "fortalecer el corazón" y está especialmente indicado para personas con problemas cardíacos.

Ayuda además a sentirse ligero, ya que elimina la tensión de toda la parte superior del cuerpo. Actúa sobre todo el cuerpo estimulando los nervios que van desde la punta de los dedos y pasan por las manos y los brazos hasta el pecho, y se reúnen en el centro del corazón.

Si mantenemos la posición durante el tiempo establecido, los músculos del corazón se relajan por sí solos.

También trabaja sobre la parte superior del cuerpo, relajándola. Los pulmones se expanden y se produce la limpieza general interna de todo el torso debido a la actividad que se genera en el sistema linfático. Como los músculos de los hombros y del cuello están flexionados durante el ejercicio, al bajar los brazos, una ola de relajación fluye hacia estos músculos.

Para realizar este ejercicio:

• Debemos sentarnos en el suelo con las piernas cruzadas y la espalda completamente recta.

• Podemos hacerlo también en una silla, con los pies paralelos y bien pegados al suelo y la columna derecha. Cerramos los ojos.

• Calmadamente levantaremos los brazos hasta un ángulo de 60 grados y mantendremos los codos bien firmes con las palmas hacia arriba y los dedos extendidos.

• La respiración será lenta y profunda, inhalando y exhalando por la nariz.

• El tiempo mínimo para mantenerse en esta postura es de 1 minuto y el tiempo máximo, de 3 minutos.

• Si no eres capaz de mantener la postura durante el tiempo máximo, comienza con 1 minuto y aumenta el tiempo 20 segundos cada día. Al octavo día, serás capaz de resistir el tiempo completo.

• Para terminar inhala profundamente y retén el aire durante 10 segundos. Luego exhala, baja suavemente los brazos y relájalos sobre tu regazo.

• Nos mantendremos sentados un minuto más, con los ojos cerrados, para sentir el efecto calmante del ejercicio.

XVI. EJERCICIO PARA FORTALECER EL ABDOMEN

Este ejercicio está indicado para aliviar el estrés del área abdominal.

Muchas personas almacenan las tensiones en los músculos abdominales. Pero la tensión no se queda aquí y se expande a todos los órganos abdominales, el estómago, el intestino, el páncreas, etc. Esto hace que disminuya la vitalidad física y la salud corporal en general.

Con estas instrucciones evitaremos:
- pesadez de estómago
- diarreas
- úlceras
- otras molestias estomacales

• Para comenzar nos tumbaremos sobre la espalda y nos relajaremos durante algunos segundos.

• Flexionaremos las rodillas y llevaremos los talones hacia los glúteos, manteniendo los pies sobre el suelo. Ahora debemos sujetar los tobillos con firmeza y lentamente empezaremos a levantar las caderas arqueando la columna baja y levantando el vientre, formando una especie de puente.

• Inhalaremos lentamente mientras levantamos las caderas.

• Retendremos el aire mientras nos estiramos lentamente hacia arriba, tan alto como podamos.

• Ahora bajaremos lentamente, mientras exhalamos por la nariz.

• Repite lentamente el ejercicio un mínimo de 12 veces, sincronizando la respiración con el movimiento de las caderas.

• El máximo número de repeticiones para este ejercicio es de 26. Añade progresivamente una repetición hasta que puedas hacerlas todas.

• Para terminar inhalaremos y retendremos el aire durante 10 segundos. Nos relajaremos, con las piernas estiradas sobre el suelo, sintiendo el efecto energizante y relajante del ejercicio.

• Si no puedes agarrarte los tobillos, mantén los brazos extendidos a lo largo del cuerpo y pegados al suelo. Levanta las caderas ayudándote de los brazos.

• Deja llevarte por la respiración. Inhala cuando subas las caderas y exhala al bajarlas. Si te concentras en la respiración, ella trabajará por ti y te facilitará el ejercicio.

• Mantén los ojos cerrados durante el ejercicio para que puedas sentir el ritmo del cuerpo al subir y al bajar.

XVII. EJERCICIO PARA FORTALECER EL SISTEMA NERVIOSO

Este ejercicio, llamado del "gran triángulo", está indicado para fortalecer el sistema nervioso. La próxima vez que sientas que la impaciencia te corroe, que tus frustraciones te agobian o que vas a descargar tu rabia contra alguien, piensa en hacer este ejercicio.

Este ejercicio:
• ayuda a que la respiración se calme y se haga más lenta y profunda,
  • relaja casi todos los músculos del cuerpo,
  • estimula las funciones de los órganos abdominales,
en particular, los riñones, el hígado, los órganos genitales.

• Para realizarlo, debemos apoyarnos sobre las manos y las rodillas, en la posición del perrito. Manteniendo las manos y los pies sobre el suelo, levantaremos las caderas y estiraremos las rodillas hasta formar un triángulo de 60 grados. Bajamos la cabeza y la mantenemos relajada durante todo el ejercicio. Las manos y los pies deben estar separados por una distancia de unos 60 cm.
• Respiraremos, lenta y profundamente, a través de la nariz e intentaremos mantener esta postura entre 1 y 3 minutos.
• Para llegar a este tiempo, comienza con 1 minuto y aumenta gradualmente 15 segundos por día, y el noveno día serás capaz de mantener la postura el tiempo completo.
• La respiración te ayudará a mantener la postura. Evita respirar por la boca, pues puedes provocar hiperventilación. No pienses en los temblores o la incomodidad, y concéntrate en la respiración.

• Para terminar inhala y retén el aire durante 10 segundos, exhala y relájate.

• Sal lentamente de la postura y levanta la cabeza solo al final. Siéntate con las piernas cruzadas y la espalda recta y mantén los ojos cerrados para observar los cambios que sientes en tu cuerpo.

• Lo más importante es disfrutar del ejercicio. El cuerpo responde mejor si los ejercicios se hacen placenteramente y no como una dura tarea. Da igual el tiempo que puedas mantener la postura, siente lo que sucede en tu cuerpo, y tómate con buen humor las incomodidades que puedas sentir.

• La clave siempre es la respiración. Para mantener la respiración larga y profunda, al inspirar empuja el aire hacia la parte inferior de los pulmones distendiendo el área abdominal. A continuación empuja el estómago hacia dentro y levanta el pecho mientras continúas llenando la parte superior de los pulmones, como te explicáramos cuando hablábamos de la respiración completa.

• Exhala completamente, suelta el pecho primero y después contrae el abdomen.

XVIII. EJERCICIO PARA RELAJAR EL CUELLO

En este caso podemos decir que el ejercicio más simple es también el más importante. Es fundamental porque relaja la parte donde se juntan el cerebro y la médula espinal, el cuello.

Los músculos del cuello pueden restringir el flujo de sangre al cerebro. El cuello está hecho para girar. Si no puedes girarlo, significa que el cerebro no está recibiendo la cantidad de sangre adecuada. Además, los impulsos nerviosos que van del cerebro al resto del cuerpo disminuyen.

Los nervios permiten sentir la vida. Si el cuello está suelto y flexible, te sentirás más vivo y con más capacidad para responder a las exigencias de la vida.

• Podemos realizar este ejercicio en cualquier posición sentada.

• Mantendremos la columna derecha (y los pies pegados al suelo si estamos en una silla).

• Cerramos los ojos.

• Comenzamos a girar el cuello, llevando la oreja derecha hacia el hombro derecho.

• Giramos la cabeza lentamente hacia atrás de modo que la barbilla mire hacia el techo y completa la rotación llevando la cabeza hacia el pecho, es decir, volviendo a la posición inicial.

• Realizamos 12 giros a la derecha. Repite los mismos 12 giros hacia la izquierda.

• Inhala cuando lleves la cabeza hacia atrás y exhala cuando lleves la cabeza a lo largo del pecho.

• Para terminar: lleva la cabeza hacia el centro y siente el efecto relajante del ejercicio durante unos minutos.

XIX. OTROS EJERCICIOS ROTATORIOS DEL CUELLO PARA COMBATIR EL ESTRÉS

Para completar los ejercicios anteriores, estos ejercicios se hacen en posición de sentado, con la espalda recta y el pecho erguido, moviendo solo el cuello y la cabeza.

Primero, inclinamos la cabeza y apoyamos la barbilla en el pecho durante unos cuantos segundos (este movimiento sirve para estirar la parte posterior e inferior del cuello).

Luego, se deja caer la cabeza hacia atrás al máximo, como si se quisiera alcanzar con ella la columna vertebral. Se hacen de 5 a 10 repeticiones.

Posteriormente, sin girar la cabeza sino más bien inclinándola, acercamos el oído derecho al hombro derecho. Mantenemos esta posición por unos instantes, y volvemos al centro.

Seguidamente, se hace el mismo movimiento, pero en dirección contraria. Se repite de 5 a 10 veces de cada lado.

Ahora giramos la cabeza hacia el lado derecho, para mirar por encima del hombro. Después se vuelve al centro y se gira ahora hacia el lado izquierdo. Se hacen de 5 a 10 repeticiones de cada lado.

Por último, se baja la barbilla hasta el pecho y se gira la cabeza en el sentido de las agujas del reloj de 2 a 3 veces.

Se vuelve al centro y se inicia el giro completo de la cabeza, pero en sentido contrario a las agujas del reloj.

XX. LA SALUTACIÓN AL SOL (SURYA NAMASCAR)

Todas las rutinas de Asanas se inician con el ritual de la "Salutación al Sol", que es un ejercicio de calentamiento que consta de doce posiciones, que mueven la columna vertebral en diversas direcciones.

La "Salutación al Sol" aporta una gran flexibilidad a todas las partes del cuerpo. Para las personas mayores, con rigidez corporal o para los principiantes este ejercicio es fundamental, pues también ayuda a concentrar la mente y a equilibrar la respiración.

Para la posición inicial nos colocamos de pie con la espalda y la cabeza rectas, pero muy relajadas. Los pies deben estar juntos, las piernas rectas y los brazos en posición de descanso a los lados. Aspiramos profundamente.

Seguidamente pasamos a la postura de oración. Mientras aspiramos, unimos las manos a la altura del pecho, en actitud de oración. Los codos deben apuntar hacia afuera; las rodillas, la espalda y la cabeza deben estar totalmente rectas, pero relajadas.

Ahora, inhalamos y estiramos los brazos por encima de la cabeza. El cuerpo se arquea hacia adelante, siempre con las rodillas estiradas, y los brazos deben estar extendidos junto a las orejas. La cabeza se inclina ligeramente hacia atrás. Aspiramos de nuevo, e inclinamos la espalda hacia abajo, hasta tocar el piso con las manos. Si no alcanzamos, entonces flexionamos un poco las rodillas.

Sin despegar las manos del piso ni moverlas, se aspira de nuevo y se estira la pierna derecha hacia atrás, hasta donde se pueda. La rodilla de esa pierna se baja hasta tocar suelo y la cabeza se levanta. Las manos están al lado del pie que quedó adelante.

Luego, se contiene la respiración y se echa hacia atrás la otra pierna. Los pies se ponen juntos con los dedos hacia adelante, para que sirvan de apoyo. El cuerpo entero debe estar recto, y las caderas no deben levantarse. esta postura se conoce como de flexión. La cabeza se sostiene para que no caiga, ni pegue contra el pecho.

Al mismo tiempo que aspiras, bajamos las rodillas hasta el suelo, pero sin doblar las piernas. Las caderas se mantienen levantadas. A continuación, bajamos el pecho hasta tocar el suelo, pero sin inclinar el cuerpo hacia atrás. La frente también se lleva al suelo. Las manos no cambian de posición.

Los pies se dejan descansar totalmente en el piso.

Inhalamos de nuevo, y dejamos que las caderas toquen el suelo.

Apoyándonos en las manos, levantamos el pecho, arqueándolo hacia atrás. Esta es la postura de la cobra. Las manos no deben moverse, los codos están ligeramente flexionados y los hombros están echados hacia atrás, para que la tensión no se acumule en el cuello.

Posteriormente, metemos hacia adentro los dedos de los pies, y los mantenemos en el mismo lugar, al igual que las manos. Levantamos las caderas, empujando los talones hacia el suelo y estirando las rodillas. La cabeza hay que dejarla caer entre los brazos.

Esta es la postura de la V invertida.

Después, aspiramos y desplazamos el pie derecho hacia adelante, de modo que quede entre las manos que están en el piso. La rodilla izquierda se baja hasta el suelo, y la cabeza se levanta. Ésta es la misma postura que la cuarta. Sin mover las manos, exhalamos mientras movemos el pie izquierdo hasta juntarlo con el pie derecho. La frente permanece a la altura de las rodillas, las cuales deben estar rectas a menos que no logres poner las manos en el piso.

Esta postura es igual que la tercera.

Inhalamos de nuevo, y levantamos el torso, hasta llevarlo lo más atrás que podamos, tirando la cadera hacia adelante, y levantando los brazos por encima de la cabeza y echándolos hacia atrás. No levantes los talones del piso, mantén las rodillas estiradas y tira la cabeza hacia atrás.

Esta postura es igual que la segunda.

Por último aspiramos a la vez que volvemos a la posición inicial y situamos los brazos relajados a los lados del cuerpo.

Ahora se repite todo el ciclo, es decir, las doce posiciones que te explicamos anteriormente de la "Salutación al Sol", pero iniciando todas las posturas con la pierna izquierda.

XXI. EJERCICIOS DE RELAJACIÓN

Los ejercicios de relajación no solo deben realizarse después de haber sometido el cuerpo a actividades físicas, sean estas suaves o enérgicas, sino también, y de forma muy especial, cuando se experimenta una sobrecarga de tensión, que con frecuencia se registra al terminar el día.

Unos diez minutos diarios dedicados a practicar cualquiera de estos tipos de relajación son suficientes para eliminar la sensación de estrés o ansiedad, y adquirir de nuevo el debido control sobre el sistema nervioso.

Postura del muerto (o Asana del cadáver)

Nos tumbamos sobre el suelo boca arriba, con los ojos cerrados, extendemos los brazos y las piernas y colocamos la cabeza con la barbilla en línea con el ombligo. Ahora comenzamos la relajación de todo el cuerpo, poco a poco, del siguiente modo.

Empezamos por los glúteos y la espalda de manera que queden pegados al suelo. Una vez alcanzada la relajación de estas zonas, y siguiendo una línea imaginaria que divida el cuerpo a lo largo en dos, relajamos las piernas estiradas con los pies vueltos hacia el exterior y los talones equidistantes de la línea imaginaria. Giramos entonces las palmas de las manos hacia arriba y relajar una mano, luego la muñeca y el brazo correspondiente y, a continuación, hacer lo mismo con el otro brazo.

Una vez lograda la máxima relajación posible de todos los músculos del cuerpo, debe prestarse atención a la respiración, que debe ser lenta y tranquila durante todo el período de relajación. El mejor ejercicio respiratorio consiste en dejar transcurrir un segundo al acabar de expirar y volver a inspirar con la mayor lentitud posible.

Es probable que, al comienzo, este ejercicio de respiración exija un alto grado de concentración, pero tras practicarlo de modo asiduo, se convertirá de forma gradual en un proceso que acompañará de forma casi automática cualquier ejercicio de relajación.

Posturas alternativas

Puede suceder que cuando la tensión es muy fuerte, la espalda o los hombros se niegan a apoyarse de forma relajada sobre el suelo, por lo que la postura del muerto provoca molestias que impiden alcanzar el grado de relajación adecuada. De ser ese el caso hay otras posturas que, aunque no tan completas, son muy eficaces para lograr el mismo fin. Una de ellas consiste en tumbarse sobre el suelo y, flexionando las piernas, apoyar las pantorrillas y los pies sobre una silla e iniciar desde esta postura los ejercicios de relajamiento de todo el cuerpo. Si algunos músculos, como los de la espalda o los hombros, ofrecen cierta resistencia para descansar inertes sobre el suelo, por estar demasiado tensos, puedes recurrir a apoyarlos sobre una manta doblada.

XXII. LA POSTURA DE SENTADO (SUKASANA)

Otra postura importante para realizar los ejercicios de ojos y cuello, o los respiratorios, es la sencilla postura "de sentado".

Para hacerla, debemos sentarnos en el suelo con las piernas cruzadas delante tuyo. La espalda debe estar recta, y el dorso de las manos tiene que descansar sobre las rodillas, y los dedos pulgar e índice de cada mano deben estar tocándose.

Existen alternativas a esta posición, como sujetar ambas manos con los dedos entrecruzados sobre el regazo y con las palmas hacia arriba, o simplemente poniendo una mano sobre la otra, con las palmas hacia arriba.

Los hombros adoptan una posición recta pero relajada, y la barbilla debe ir paralela con el suelo. La cabeza debe permanecer erguida.

Como un alivio extra, y para que la posición sea más cómoda para los principiantes, puede usarse una almohadilla, o una manta doblada para sentarse sobre ella.

XXIII. EJERCICIOS PARA LOS OJOS

Los músculos de los ojos, como cualquier otra parte del cuerpo, necesitan ejercicio. La tensión muchas veces se sitúa en las sienes, y ejercitar los ojos puede ayudarnos a eliminar la acumulación de estrés. Por otra parte, nuestro ritmo de vida actual requiere muy poco movimiento ocular, por lo que estos ejercicios oculares permiten mantener los ojos fuertes y activos, mejorando su performance.

En la posición "de sentado", con la espalda y el cuello rectos y sin mover la cabeza, levantamos la mirada hasta donde sea posible, haciendo 30 repeticiones.

Una vez que termines cierra los ojos y descansa durante treinta segundos.

Después, con los ojos muy abiertos, y en la misma posición anterior, llevamos la vista hacia la derecha, lo más que podamos, y luego hacia la izquierda. De este ejercicio se hacen 10 repeticiones. Descansa por treinta segundos con los ojos cerrados.

El siguiente movimiento es en diagonal. Miraremos hacia el ángulo superior derecho, lo más que lo permitan nuestros ojos, y luego, mira hacia el ángulo inferior izquierdo; hacemos 10 repeticiones. Ahora, iniciamos por el lado superior izquierdo y bajamos la mirada hacia el ángulo inferior derecho, es decir a la inversa.

Cerramos los ojos y los relajamos por 30 segundos.

Con los ojos bien abiertos, trazamos círculos rotando la mirada en el sentido de las agujas del reloj. Al principio, lo hacemos despacio, pero luego aumentamos la velocidad hasta que el movimiento sea lo más rápido posible. Al menos haz 10 rotaciones. Cierra los ojos y descansa por unos 15 segundos.

Reiniciamos el movimiento pero en el sentido contrario. Relajamos los músculos oculares cerrando los ojos.

Por último, es importante un ejercicio de relajación que permite descansar a tus ojos. Para eso, primero frota tus manos entre sí y caliéntalas. Colócalas sobre tus ojos cerrados, ahuecándolas para no tocar los párpados. Mantén esta posición durante treinta segundos. Las manos calientes aportan oscuridad y calor a tus ojos, lo que los alivia y los tranquiliza después de los ejercicios.

No olvides siempre y durante cada movimiento respirar adecuadamente, para ir eliminando toxinas.

XXIV. LA POSTURA SOBRE LOS HOMBROS (SARVANGASANA)

"Sarva" en sánscrito significa "todas las partes". Su nombre se debe a que se considera que esta postura beneficia a todos los órganos y todas las funciones del cuerpo. Su estiramiento principal se concentra en los hombros, el cuello y la parte superior de la espalda.

Posición inicial:

• Nos acostamos de espaldas en el suelo, con los pies juntos, los brazos estirados a los lados, y las manos totalmente apoyadas en el suelo.

• Seguidamente, sin mover la espalda, el cuello o la cabeza, se levantan las piernas y se colocan en ángulo recto con respecto al torso. Mientras se hace el levantamiento de las piernas, debe aspirarse.

• A continuación, hay que prepararse para levantar el cuerpo, por lo que se colocan las manos sobre los glúteos o nalgas y se empieza a empujar el cuerpo hacia arriba, a la vez que se van bajando las manos por la espalda. El movimiento continúa hasta que se esté apoyado únicamente sobre los hombros.

• Hay que advertir que el movimiento debe ser progresivo, esto es lentamente, pues si se hace de forma repentina, ponemos en riesgo nuestro organismo y corremos el peligro de sufrir una lesión.

• Posteriormente, enderezamos la espalda lo más que podamos.

• Mantén esta posición por treinta segundos, aunque este tiempo deberá ir aumentando poco a poco hasta llegar a permanecer en la postura "sobre los hombros" por tres minutos.

• Para regresar a la posición inicial sin problemas, se deben bajar los pies hasta un ángulo de 45 grados, por encima de la cabeza, luego hay que poner las manos extendidas en el suelo detrás de la espalda, y bajar lentamente el cuerpo. Una vez que se está de vuelta en la posición inicial, entonces se procede a relajarse.

• Cuando realices esta postura, debes asegurarte de no cometer los errores más comunes que se presentan. Por ejemplo, los codos no deben estar demasiado separados o colocados desigualmente, la cabeza y el cuello no deben doblarse hacia un lado, las piernas no deben estar separadas ni flexionadas, y las manos deben tener la misma posición cuando las ponemos en la espalda o en las nalgas como soporte.

XXV. EL ARADO
(HALASANA)

El "arado" es una postura que proporciona fuerza y flexibilidad a todas las zonas de la espalda y el cuello. Así se mantiene la columna vertebral flexible, y se rejuvenece el cuerpo.

Una vez que se domina la postura "sobre los hombros", entonces se puede continuar con el "arado".

Entre sus beneficios físicos encontramos:
• aumento del riego sanguíneo que alimenta órganos importantes en esta zona,
• mejoramiento de la circulación en general,
• disminución de la tensión en el área del cuello y los hombros,
• alivio de problemas digestivos como el estreñimiento.

Pero además de estos beneficios físicos inmediatos esta postura tiene grandes ventajas en el nivel mental:

• combate el insomnio y el sueño intranquilo,
• ayuda a desarrollar el equilibrio mental,
• aumenta la relajación.

Estos maravillosos efectos, incluyendo los mentales y los físicos, ocurren debido a que el "arado" estimula los Nadis (meridianos de acupuntura) del estómago, el bazo, el intestino delgado, el corazón, el hígado, la vesícula biliar y los riñones.

El "arado" parte de la postura "sobre los hombros". Las piernas se mantienen juntas, se aspira y al mismo tiempo se bajan lentamente los pies al suelo, por detrás de la cabeza. Si por flexibilidad, es imposible alcanzar el piso con los pies, se bajan hasta donde se pueda y las manos se mantienen sosteniendo la parte baja de la espalda, hasta que estos músculos adquieran flexibilidad.

En el caso de que se alcance el suelo, las manos se extienden en el piso, detrás de la espalda. Los dedos de los pies se dirigen hacia la cabeza y se empuja con los talones hacia el piso. Esta posición debe mantenerse como mínimo durante treinta segundos, respirando con suavidad. Este tiempo debe irse aumentando paulatinamente hasta que sean dos minutos.

Para abandonar la postura, se regresa lentamente a la posición "sobre los hombros", y se bajan los pies hasta la mitad de la altura que los separa del suelo. Las manos están extendidas sobre el suelo, detrás de la espalda, y mientras tanto se respira poco a poco, y se va descendiendo de forma rodada, con control y sin levantar la cabeza.

XXVI. VARIACIONES DEL ARADO

Estas variaciones aumentan la flexibilidad de la región cervical de la columna. Además estiran y fortalecen los músculos de la espalda, los hombros y los brazos. Todas estas posiciones parten del "arado", por lo que hay que dominarlo completamente y sentir total comodidad a la hora de intentarlo.

Rodillas al hombro

Esta Asana se conoce como Karna Peedasana, y sirve para estirar ambos lados de la columna. Primero, se alcanza la postura del arado, luego se mantienen las manos en la espalda mientras se desplazan ambos pies por el suelo hacia la derecha lo más que se pueda. Hay que poner especial atención en el hombro y codo opuestos (los izquierdos), para que estén firmes y no se separen del suelo. Posteriormente, se doblan las dos rodillas sobre el hombro derecho. La posición debe mantenerse durante 10 segundos al principio, y se va aumentando hasta llegar al minuto.

Por último, se estiran las rodillas, se desplazan los pies hacia la izquierda y se doblan las rodillas sobre el hombro izquierdo. Se regresa al centro. Durante toda esta posición no debe moverse la cabeza, las rodillas tienen que estar lo más cerca posible del cuello.

Envolver las manos

La posición inicial nuevamente es el "arado". De ahí se doblan la rodillas hasta tocar el suelo a cada lado de la cabeza. Las muñecas se sujetan por detrás de las rodillas. La posición se sostiene por 10 segundos y se aumenta poco a poco hasta lograr quedarse por 1 minuto. Este Asana puede ser un poco complicado al principio, pero a medida que vayas adquiriendo flexibilidad, concentración y práctica lo lograrás.

Palmas extendidas

Una vez que se haya logrado hacer el Asana, "envolver las manos", se puede intentar esta variación. Se inicia en el "arado". Luego se envuelven las manos como se explicó anteriormente, una vez que se tengan las rodillas totalmente en el suelo, se liberan las manos y se llevan los brazos al suelo por detrás de la espalda, con las palmas hacia abajo.

Pies separados

Desde la postura de las "palmas extendidas" (es decir, la anterior), se estiran las rodillas y se desplazan los pies hacia los lados todo lo que sea posible, siempre con las manos extendidas sobre el suelo. Esta postura debe sostenerse un lapso de 10 a 30 segundos. Las rodillas tienen que estar estiradas y las caderas lo más cerca de la cabeza que se pueda.

Postura de la oración

Se parte de la postura de los "pies separados". Los pies se dejan en el suelo, mientras se levantan las manos por encima de la cabeza. Se juntan las palmas en la postura tradicional "de la oración". Se debe quedar en esta posición por al menos 10 segundos, e ir aumentando hasta quedarse durante un minuto.

Pies y manos

A partir de la "postura de la oración", se juntan las piernas y se flexionan las rodillas de manera que caigan por detrás de la cabeza. Seguidamente, se entrelazan las manos y se llevan al suelo por detrás de la espalda. Esta es la variación del "arado" que aporta mayor flexibilidad a los hombros y a la parte alta de la espalda. La posición debe mantenerse durante 10 segundos e ir aumentando paulatinamente hasta alcanzar el minuto.